認知行動療法
共通基盤
マニュアル

「各精神障害に共通する認知行動療法のアセスメント、基盤スキル、多職種連携のマニュアル開発」研究班

Ψ
金剛出版

はじめに

本書制作の経緯

本書を手に取ってくださりありがとうございます。

本書は次のような問題意識から作成されました。

1．認知行動療法の研修の機会は多くなったが、認知行動療法の基盤スキルの理解が十分でないため、学習者が認知行動療法を継続的に実践できるほど十分に技術を習得できない。
2．認知行動療法の普及には多くの職種の参画が大切であるが、多職種間に共通する基盤スキルが明確でなく、協働や分担が難しい。

わが国では2010年に認知行動療法が診療報酬化されましたが、いまだに臨床現場で十分に実践されているとはいえず（診療報酬算定件数が伸びておらず）、その背景の一部には上記の問題があると考えられました。

このような問題を解決するため、2020〜22年度の日本医療研究開発機構（AMED）研究課題「各精神障害に共通する認知行動療法のアセスメント、基盤スキル、多職種連携のマニュアル開発」において、「認知行動療法の基盤スキルマニュアル」「認知行動療法の多職種連携マニュアル」を作成しました。

それらのマニュアルは日本認知療法・認知行動療法学会のウェブサイト（https://jact.jp/manual/）で公開していますが、改訂や追加が望ましいと考えられる事項が増えてきたことや、書籍の形態の方が普及しやすいと考えられたことから、マインドフルネス、CT-R、CTRS-Rの項目の追加と、全般にわたる若干の改訂を行って、ここに書籍としての刊行に至った次第です。少しでも多くの方に活用いただけることを期待しています。

編者代表　藤澤大介

序　文

認知行動療法の成り立ちと基盤スキル

　認知行動療法は行動療法と認知療法に端を発し、50年以上にわたって、主に医学・心理学領域で発展し、福祉、教育、司法、産業領域も含めて、現在は国際的に標準的な精神療法と考えられている。

　認知行動療法がこれほどまで発展・普及した理由には、（1）対象となる疾患の病理と整合する理論（認知行動モデル）がある、（2）モデルが科学的手法により実証されている、（3）ランダム化比較試験により治療効果が実証されている、といった特長を持っていたためと考えられている。

　認知行動療法は、1970年代にうつ病、80年代に不安障害、90年代以降にパーソナリティ障害や統合失調症をはじめとするさまざまな精神疾患、さらには、慢性痛をはじめとする様々な身体疾患（身体症状）にその対象をひろげてきた。認知行動療法には、各疾患に特有の理論（疾患特異的認知モデル：disease-specific cognitive model）があるが、一方でそれらの背景に共通する理論（全般的認知モデル：generic cognitive model）も有している。

　このようにさまざまな精神・心理・身体的問題に共通する理論を有していることから、認知行動療法は、精神医学、一般医学、臨床心理学、ソーシャルワーク、看護学などの各領域において、対人支援における基本的な考え方の一つに位置付けられるようになっている。つまり、認知行動療法は、特定の疾患に対する専門的な精神療法というより、対人援助職が身に着けるべき"基盤スキル"となっている。

　基盤スキルという考え方は、認知行動療法を習得する上でも重要である。各種の疾患特異的な認知行動療法は、認知行動療法の基盤スキルを前提として成り立っており（図）、基盤スキルの習得が不十分なまま疾患特異的な認知行動療法を習得しようとしてもうまくいかない。

　認知（行動）療法の開発者であるA.T.Beckは、認知行動療法の基本要素として、①患者と治療者の協力（精神療法の基本スキル）、②誘導による発見、③治療構造、④症例の概念化、をあげている。認知行動療法のさまざまな技法はこういった基本要素が実践されて初めて有効となる。

　本マニュアルは認知行動療法のそういった基盤スキルを解説したものである。上述の基本要素と、それに加えて、多くの疾患に共通して用いられる基本的な認知行動的技法を基盤スキルとして収載した。これらのスキルの多くは、うつ病、不安症、強迫症の治療スキルの中核をなしており、また、抑うつ、不安、強迫の症状は、特定の精神疾患のみに存在するものではなく、正常の心理状態と連続性を持つものであり、さまざまな患者理解に重要と考えられるため、本マニュアルには、抑うつ、不安、強迫の基本理解も収載した。

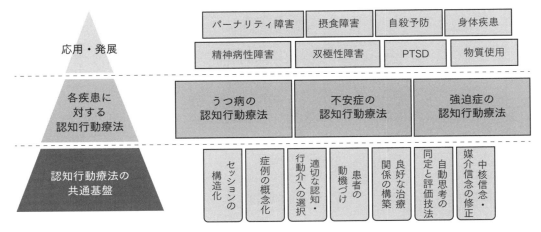

図　認知行動療法の基盤スキル

本マニュアルの作成過程

　このマニュアルは、AMED研究課題「各精神障害に共通する認知行動療法のアセスメント、基盤スキル、多職種連携のマニュアル開発」の一環として、認知行動療法の基盤スキルを明確化して解説する目的で作成したものである。

　読者として、認知行動療法の初学者、かつ、多職種（医師、看護師、公認心理師、作業療法士、精神保健福祉士など）を想定し、このマニュアルが認知行動療法の教育・研修資材として活用されることを念頭に置いて、平易で図表の多い記述を心がけた。

　はじめに、海外の標準的なテキストを概観し、上記の研究班の研究分担者・協力者（多職種で構成される認知行動療法のエキスパート、および、精神保健に関するNPO）にて議論を行って認知行動療法の共通基盤スキルを抽出した。主に参照したテキストは、(1) 初学者向けに書かれ広く用いられている、(2) 実践的な内容を多く扱っている、(3) 特定の疾患に限定しない、などの特徴から選定した下記であり、それぞれ、米国の医学レジデントの教育テキスト、ベック研究所[注1]の標準テキスト、精神療法に関する濃厚な研修を受けていない者が実践することを想定した米国退役軍人病院の簡易認知行動療法マニュアル、英国の国家プロジェクトImproving Access to Psychological Therapies（IAPT）のコア・カリキュラム、認知行動療法治療者の国際的な認定基準、などである。

　　①認知行動療法トレーニングブック（医学書院）
　　②認知行動療法トレーニングブック：短時間の外来診療編（医学書院）
　　③認知行動療法実践ガイド：基礎から応用まで（星和書店）
　　④認知療法尺度、および、同・評価マニュアル（Beck AT & Young J）

[注1] ベック研究所 Beck Institute：認知行動療法の創始者であるアーロン・ベックが創設した教育研修機関

⑤A Therapist's Guide to Brief Cognitive Behavioral Therapy.（Cully, J.A., & Teten, A.L.（2008）Department of Veterans Affairs South Central MIRECC, Houston.）

⑥Competence frameworks for the delivery of effective psychological interventions. CognitiveBehavioral Therapy（ロンドン大学　www.ucl.ac.uk/CORE/）

　次に、抽出した共通基盤スキルに基づいてマニュアルの章立てを行い、厚生労働省認知療法・認知行動療法研修事業のスーパーバイザーを中心とした認知行動療法の実践者・教育者に執筆を依頼した。提出された原稿に対して、研究班で一次査読を行った後、既存の厚労省認知行動療法マニュアル、および、厚労省認知療法・認知行動療法研修事業の資材との照合を行って、改訂版を作成した。

　改訂版は、厚生労働省認知療法・認知行動療法の研修事業（研修会、スーパービジョン）で試行してもらい、読みやすさ、わかりやすさ、適切性、有用性、治療への応用可能性などについてフィードバックを受けた。また、日本認知療法・認知行動療法学会のウェブサイト上に掲示して、広くパブリックコメントを受けつけた。その過程で受けた指摘を反映し、マニュアルの完成に至った。今後は、認知行動療法の理論や技法、認知行動療法をとりまく制度などについて大きな変化があった際に適宜見直す。

認知療法・認知行動療法マニュアル作成および見直し・改訂時のチェックリスト

　新規に開発される認知行動療法マニュアルの標準化や、既存の認知行動療法マニュアルの質管理と改訂に資するために、上述の研究班で作成した「認知療法・認知行動療法マニュアル作成および見直し・改訂時のチェックリスト」もこのマニュアルに収載した。

本マニュアルの用語について

　本マニュアルで使用した「認知行動療法」という用語は、Cognitive Behavioral Therapy（CBT）の訳である。原語のTherapyに対応して「療法」という語を用いたが、日本の医療現場における医行為としての「治療」を意味するものではない。前述のように、CBTは、国際的には医療・福祉・教育その他の場面で広く用いられている支援法であり、疾患の治療に特化したものではない。

　また、本マニュアルでは、認知行動療法を提供する者を「治療者」、認知行動療法を受ける者を「患者」と表記した。これらの用語も本マニュアルでの便宜的な使用であり、必ずしも医療機関における「治療」の提供者や受領者を指すものではない。本マニュアルでの「治療者」は、文脈に応じて、「支援者」「セラピスト」などに置き換えられる。「患者」は「クライエント」「ユーザー」などに置き換えられる。

　また、認知行動療法の実施時間について、本マニュアルでは50分を想定して記述したが、実際には概ね30分から60分の間でさまざまである。

特定の疾患等に適用する場合

　本マニュアルは、さまざまな疾患や状態像に対して共通する理論やスキルを収載したものである。各疾患に対する認知行動療法の具体的な実施方法、適応、禁忌などは、厚生労働省の各種「認知療法・認知行動療法マニュアル」を参照いただきたい（https://www.mhlw.go.jp/stf/seisakunitsuite/bunya/hukushi_kaigo/shougaishahukushi/kokoro/index.html）。

認知行動療法の多職種連携について

　認知行動療法が用いられる現場では、さまざまな職種が連携して患者の支援にあたることが多い。認知行動療法をめぐる連携方法や実践例は、本マニュアルと同じAMED研究課題「各精神障害に共通する認知行動療法のアセスメント、基盤スキル、多職種連携のマニュアル開発」によって開発された、「認知行動療法における多職種連携マニュアル」を参照されたい。同マニュアルは日本認知療法・認知行動療法学会のホームページからダウンロードできる（https://jact.jp/manual/）。

認知行動療法 共通基盤マニュアル
目次

はじめに──本書制作の経緯 ……………………………………………… 3

序文──認知行動療法の成り立ちと基盤スキル ……………………… 5

第 I 部　認知行動療法における共通知識

① 認知行動療法の概略

①-1　認知行動療法に必要な臨床スキル ……………………………… 16

①-2　認知行動療法の概略（基礎知識） ……………………………… 20

①-3　認知行動療法全体の構造 ………………………………………… 26

①-4　1セッションの構造 ……………………………………………… 30

①-5　抑うつの基礎理解と治療概略 …………………………………… 33

①-6　不安の基礎理解と治療概略 ……………………………………… 37

①-7　強迫の基礎理解と治療概略 ……………………………………… 45

② 精神療法の共通要素

②-1　精神療法の共通要素──基本的な治療的コミュニケーション …… 50

②-2　導かれた発見（guided discovery） ……………………………… 54

③ 概念化と治療計画

③-1　インテーク・セッション ………………………………………… 58

③-2　症例の概念化と治療計画 ………………………………………… 63

④ 導入から終結まで

④-1 初回セッションの進め方 ··· 74
④-2 目標設定 ·· 79
④-3 アジェンダ設定 ·· 82
④-4 認知行動療法を患者に紹介する（socialization） ····················· 85
④-5 ホームワーク ·· 88
④-6 終結と再発予防 ·· 94

第Ⅱ部 認知行動療法の代表的なスキル

① 認知・行動的なスキル

①-1 介入の選択、治療の方向づけ、技法リスト ·························· 100
①-2 行動活性化 ·· 103
①-3 行動実験 ·· 108
①-4 段階的曝露 ·· 110
①-5 リラクセーション ·· 115
①-6 認知再構成 ·· 120
①-7 スキーマ ·· 130
①-8 対人関係を改善する——アサーション・コミュニケーション技法 ········· 134
①-9 問題解決 ·· 137
①-10 段階的課題設定 ·· 142

第Ⅲ部 臨床での使い方と学習方法

① 臨床での使い方

①-1 認知行動療法と薬物療法の併用・使い分け ························ 148
①-2 インターネット・コンピュータの利用 ································ 150

② 学習方法

②-1 認知行動療法習得の方法、スーパービジョン、コンサルテーション ·················· 154

トピックス・附録

トピックス-1	マインドフルネス ··· 158
トピックス-2	リカバリーを目指す認知療法（CT-R：Recovery-oriented cognitive therapy）による認知行動療法の発展 ······················· 162
附録-1	認知療法尺度 ··· 166
附録-2	認知療法尺度の発展と改訂（CTRS と CTRS-R）················· 175
附録-3	認知療法・認知行動療法マニュアル作成および見直し・改訂時のチェックリスト ··· 177

参考文献 ·· 182
あとがき ·· 189
編著者一覧 ·· 190
利益相反 ·· 191

第1部

認知行動療法における
共通知識

第Ⅰ部
認知行動療法における
共通知識

① 認知行動療法の概略

①-1 認知行動療法に必要な臨床スキル

> **POINT**
> ● 認知行動療法に必要な、5つの前提スキル、4つの習得レベルを理解する。

1. 認知行動療法家に必要な5つの前提スキル

認知行動療法の実践に必要なスキルは以下の5つに大別できる。

① アセスメントと関連する認知モデルの理解

厳密な精神医学的診断に関する解説は、本マニュアルの範囲外であるものの、認知行動療法において、精神医学的診断に関する一定の能力や、患者の状態像を生物・心理・社会的な側面から把握するアセスメント・スキルは重要であるため、ここに記述する。

認知行動療法において精神医学的診断が重要である一つ目の理由は、認知行動療法の効果に関するエビデンスが精神医学的診断にもとづいて蓄積されているためである。精神医学的診断と重症度によって、患者に対する認知行動療法の適応が変わってくる。

二つ目の理由は、認知行動療法には、さまざまな問題に共通する「認知モデル」（心と体のしくみ）を土台に持ちつつ、患者の状態像や診断に関する固有の「認知モデル」があるためである。治療者は患者の状態に対応した治療手順（治療マニュアル）を選択する必要がある。本マニュアルは、そのような疾患特異的な治療手順ではなく、その土台となる内容を扱っているものの、患者の心理状態としての「抑うつ」「不安」「強迫」に関する基礎理解と、それに対応した認知モデルの理解は重要である（第Ⅰ部①-5『抑うつの基礎理解と治療戦略』、①-6『不安の基礎理解と治療戦略』、①-7『強迫の基礎理解と治療戦略』を参照）。

三つ目の理由は、主要な問題に併存する精神疾患（パーソナリティ傾向を含む）が、治療関係、治療計画、経過などに影響を与えうるからである。

② 症例の概念化

症例の概念化とは、認知行動理論に基づいた「見立て」と、それに基づいた治療計画のことである。概念化は患者と共有され、合意されることも大切である。チーム医療では、概念化を

他の医療者と共有し治療方針をすりあわせることが大切である。詳細は、第Ⅰ部③-2『症例の概念化と治療計画』を参照のこと。

③ 基本的なカウンセリング・スキル

　基本的なカウンセリング・スキルとは、認知行動療法に限らずあらゆる精神療法やカウンセリングに共通する、有効な治療に必要な要素（精神療法の共通要素）のことである。そこには、支持・共感、治療目標の共有など、患者と治療者の良好な関係性を形成するさまざまなスキルが含まれる。精神療法の共通要素は、患者の改善の可否に大きな影響力を持っている（詳細は、第Ⅰ部②-1『精神療法の共通要素（基本的な治療的コミュニケーション）』を参照）。認知行動療法特有の介入（"特異的要素"－例えば、認知再構成や行動活性化）は、こうした共通要素を土台にしてはじめて成り立つ。

④ 治療の構造化

　「治療の構造化」は、認知行動療法の大きな特徴の1つである。構造化は、「セッション内の構造化」（1つのセッションの中で行うべき手順と手続き）と、「全体を通じた構造化」（治療全体の中で、各セッションでどのような介入を実施するか）にわけられる。詳細は、第Ⅰ部①-2『認知行動療法の概略（基礎知識）』、①-3『認知行動療法全体の構造』、①-4『1セッションの構造』を参照のこと。

⑤ 認知・行動技法

　①〜④を土台として初めて、さまざまな認知・行動技法が有効に作用する。認知・行動技法の詳細は、第Ⅱ部を参照のこと。

2. 認知行動療法の4つの習得レベル

　認知行動療法の習熟には、4つの習得レベルがあると考えられている（図❶）。

① 精神療法の共通要素

　第一のレベルは、精神療法の共通要素（基本的なカウンセリング・スキル）であり、認知行動療法を実践する上で大前提（土台）となるものである。詳細は、第Ⅰ部②-1『精神療法の共通要素』を参照。

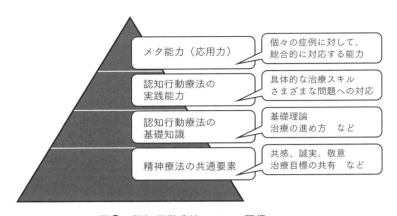

図❶　認知行動療法の4つの習得レベル
（Kuyken W. Collaborative Case Conceptualization. 2002 より作成）

② 認知行動療法の基礎知識

　認知行動療法習得の第二のレベルは、認知行動療法に関する"知識"の習得（認知行動療法を頭で理解できているか）である。系統講義や文献学習によって習得可能であり、達成度は認知行動療法の理論や技法を「説明できるかどうか」によって評価できる。

③ 認知行動療法の実践能力

　第三のレベルは、認知行動療法の"実践能力"の習得である。認知行動療法の技法を実際に患者に用いることができるか、効果的な言葉のやりとりができるか、などで評価できる。視聴覚教材で学んだり、同僚やスーパーバイザーとロールプレイをしたり、スーパービジョンを受けながら実経験を積んだりすることで習得する。「アタマ」ではなく「からだ」で覚えていくものである。

④ 認知行動療法の応用力

　第四のレベルは"メタ能力（応用力）"と呼ばれるものである。個々の症例に対して、認知行動療法のスキルを総合的に使い分ける力を指す。症例の概念化に応じて適切な技法を選択することが求められる。

3．認知療法尺度

　認知行動療法の質に関する標準的な評価法に、認知療法尺度（Cognitive Therapy Rating Scale：CTRS）がある。CTRSは、基本的なカウンセリング・スキルや治療の構造化に関する

パート1と、認知行動療法の技法や応用に関するパート2からなる。CTRSの理解は認知行動療法で習得すべき内容の理解に役立つ。詳細は附録-1『認知療法尺度』を参照のこと。

①-2 認知行動療法の概略（基礎知識）

POINT
- 認知行動療法は治療者の支持的かつ誠実な姿勢を根幹とする。
- 認知行動モデルにもとづき『症例の概念化』を行う。
- 治療者と患者の『協働的経験主義』、ソクラテス的質問法などを通じた誘導的発見も特徴。
- 過去ではなく『今・ここで問題（here-and-now problem）』に目を向ける。
- 治療が『構造化』されている。

1. 認知行動療法とは

　認知行動療法は、患者の認知（情報処理のプロセス）や行動に焦点をあてながら、患者の抱える問題に対して、患者と治療者で協働的に目標を設定し、目標の達成を妨げる問題の解決を図る、短期の構造化された、目標志向型の精神療法である。

　1960年代、情緒的な問題に対して認知的な介入を用いる『認知療法』がAaron T. Beckにより提唱された。また1950年代よりI.P. PavlovやB.F. Skinnerらを中心とした行動主義心理学者の学習理論をもとに、情緒的な問題への行動的介入を用いる『行動療法』が発展した。双方の理論的・実践的な有用性から、1980年代より認知療法と行動療法との統合や併用が進み、後に様々な精神疾患に対して、臨床試験によって有効性が示された。

　認知行動療法の根幹には、治療者の支持的かつ誠実な姿勢がある。そのような良好な治療関係の中で、患者と治療者は協働的に様々な問題の解決を目指す。この過程を経て、治療が終結した後には患者自身の力で対処や解決が可能となるよう、適応的・機能的な認知や行動の様式を獲得・維持していく（問題に対処する心の力をつける）ことを支援する。

① 適用となる対象

　認知行動療法は、うつ病、不安症、強迫症、心的外傷後ストレス症（PTSD）、食行動症または摂食症、パーソナリティ症、統合失調症など多くの疾患や障害に対して有効であることが示されており、また、精神医療分野のみならず、身体疾患、生活習慣、産業保健分野、教育分野、司法矯正分野など多岐にわたって活用されている。認知行動療法の原則はこれらすべてに対し

て共通であるが、実際には、それぞれの問題に特化したマニュアルを用いる。

認知行動療法の適用は（他の治療と同様に）、患者の状況（環境、心身の状態、抱えている問題など）を踏まえて考慮する必要がある。精神病症状や希死念慮が強い場合など、状況によっては、薬物療法や環境調整など他の支援・介入方法と併用したり、他の支援・介入方法を優先したりする必要がある。

② 具体的内容

①認知行動療法の基本原則

はじめに、認知行動療法には、他の多くの精神療法と同じように、『共感性、誠実さ、温かさ（敬意）』などの**精神療法の共通要素**が不可欠である。こういった共通要素を土台としてはじめて、認知行動療法特有の技法は効果を発揮する。治療者と患者の良好な治療関係が治療転帰に影響を与えることが多くの研究で示されている（詳細は第Ⅰ部②-1『精神療法の共通要素』参照）。

その上で、認知行動療法では『**症例の概念化**』が重要である。症例の概念化とは、どのような問題が患者の症状の発現や持続に関与しているのか、どのような経験やスキーマが現在の問題に影響しているのか、などを横断的・縦断的に捉えることによって患者全体を見立てることである。

患者の考えや思い込みを治療者と患者が一緒になって科学者のように検証していく『**協働的経験主義（collaborative empiricism）**』も認知行動療法の特徴である。患者が自分で答えにたどりつけるよう、ソクラテス式問答を用いて患者に**誘導的発見（guided discovery）**を促す。

過去についてではなく『**今・ここでの問題（here-and-now problem）**』に目を向け、疾患や技法などについて適切な情報提供を行う（『**心理教育（psychoeducation）**』）。

『**治療の構造化**』も特徴である。構造化には、治療全体の構造化と、各セッション内の構造化がある。詳細は第Ⅰ部①-3『認知行動療法全体の構造について』、①-4『1セッションの構造』を参照。

②認知行動モデルと症例概念化

・認知行動モデル

認知行動療法の基盤となる考え方として、『認知行動モデル』が挙げられる。これは、ある『出来事』をきっかけとして瞬間的に頭に生じてくるイメージや考え『認知（自動思考ともいう）』が、『気分／感情（以後、気分とする。）』『行動』『身体的な反応』と相互に影響を与えあっている、というものである（図❶）。これはA.エリスの論理療法の『ABC理論』を参考にしている（一連の反応を引き起こす出来事（Acting Events）があり、これに対する思考や信念といった認知的変数（Belief）によって、気分や行動といった反応（Consequences）につながる）。

気分、認知、行動、身体の4つの側面のうち、気分と身体の反応を意識的に変えることは難しい。しかし、認知は私たちが注意をむければ認識して理解することができ、行動は意識する

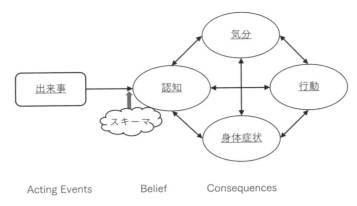

図❶　認知行動モデル

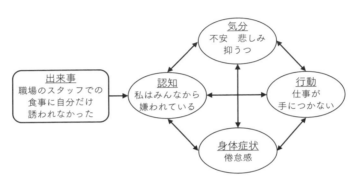

図❷　出来事－認知－気分－行動の例

ことによって切り替えることができる。認知や行動を変えることによって、気分や身体反応の改善を促す。

　この4つの側面は互いに影響しあう。例えば、「職場のスタッフでの食事に自分だけ誘われなかった」という場面（出来事）を想定してみよう。このような状況で、「私は皆から嫌われている」という考え（自動思考・認知）が浮かび、その結果として不安や抑うつ、悲しみといった気分が強くなり、「仕事が手につかない」という行動がおきる（図❷）。さらに、「みんなから嫌われている」と思う（認知）と、スタッフとのコミュニケーションが減ったり、職場には行きづらくなったりするなどの行動につながり、それがさらに状況を悪くしたり、「自分はだめだ」という認知をさらに強めたりする（図❸）。

　認知行動療モデルに基づいた治療とは、状況を4つの側面で評価し、認知の妥当性を検討したり、非機能的な行動を修正したりすることである。上述の例であれば、食事に誘われなかったのは本当に自分だけであったのか、誘われなかった理由は「皆から嫌われている」以外には考えられないのか（例えば、職場のスタッフは、患者が業務に余裕がないことを知っていてあえて誘わなかった可能性はないのか、など）、状況を客観的に見なおし、「適応的」で「機能的」な考えや行動をとることを支える。状況を踏まえずにやみくもに「ポジティブに考える」こと

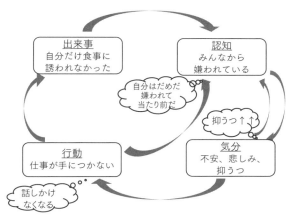

図❸　一連の反応は双方向に影響しあう

ではない。例えば、上記の例において、実際に嫌われていたり、いじめが起きていたりする可能性もある。そうした場合には、その状況を踏まえてどう改善するか、問題解決を試みる必要がある。患者の話に耳を傾け、適切な技法を選択して用いることが大切である。

- 自動思考とスキーマ（詳細は第Ⅱ部①-6『認知再構成』、①-7『スキーマ』を参照）

　認知行動療法では、認知について、大きく2つのレベルを想定している。

　1つ目は自動思考であり、日々のさまざまな場面で瞬間的に頭の中を素早く通過する認知のことである。うつや不安が強い場合には非機能的な自動思考が多くみられる。

　2つ目はスキーマ（中核信念ともいう）で、自動思考の基底にある情報処理の基本的なテンプレートである。人は、生来の特性や人生経験をもとにして、人生のかなり早い段階から、自分、他者、自分自身を取り巻く世界に対して、一定の考えや信念を持つようになる。これがスキーマである。スキーマはいろいろな自動思考の生成に影響を与える。うつ状態などではしばしば期の体験の影響しば硬直化した非機能的なスキーマが優位になり、認知や行動に影響する。このため、患者の根底にあり自動思考へと影響を与える非機能的なスキーマへの介入と修正は、症状の改善のみならず再発の予防に対して効果的であることが示されている。

- 症例の概念化

　（詳細は第Ⅰ部③-2『症例の概念化と治療計画』を参照）

　症例の概念化（定式化ともいう。case conceptualization, case formulation）は、患者との協働作業を進めていくための大切なロードマップと言える。患者の置かれている状態と、問題についての誘発・維持要因、患者のスキーマや、スキーマを形成するに至った経緯などを理解する（図❹）。症例の概念化は、治療者が一方的に行うのではなく、治療者が立てた仮説（「作業仮説」と呼ぶ）を、患者と共有して相互理解・合意し、概念化に基づいて治療計画を一緒に立てていく。

　症例の概念化と治療計画の立案と共有は、治療目標の達成（患者の改善）を左右する大切な

23

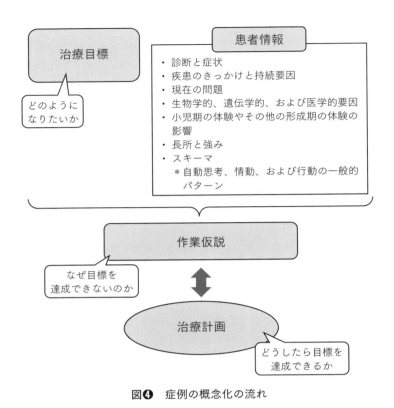

図❹　症例の概念化の流れ

要素であり、治療の早期から行う。治療が進んで、新たな情報が得られるごとに、概念化を改訂し続けていく。

③治療の構造化

　治療の『構造化』は、認知行動療法の重要な特徴の一つである。構造化には、プログラム全体の中でどの時期にどのようなことを行うことがおおむね決まっている『プログラム全体の構造化』と、各セッションにおいてどのようなことを行うかがおおむね決まっている『各セッションの構造化』がある。

・プログラム全体の構造化（詳細は第Ⅰ部①-3『認知行動療法全体の構造』を参照）
　認知行動療法は基本的には週1回、1回30−50分程度、総計6〜20回程度の枠組みで構成される[注1]。再発予防の目的で規定のセッションを終えてから追加のセッション（ブースターセッション）を数回行う場合はある。また、PTSDに対する長時間曝露療法など、一部のプログラムでは1回60分を超えて実施する場合もある。慢性・複雑例（パーソナリティ症の患者や、複数の問題を有している患者など）に対してはより長期間にわたって実施される場合がある。い

[注1] 診療報酬では医師の場合、1回30分以上実施した場合に16回まで算定が認められている（2023年1月現在）。

ずれにせよ、認知行動療法では基本的に全治療回数や期間をあらかじめ定め、患者も治療者もその終結を意識することが必要である。

プログラム全体の中でどの時期にどのようなことを行うことがおおむね決まっている。典型例では、最初の1、2セッションを『導入期』、中盤のセッションが『中期（問題に取り組む期間）』、最後の1、2セッションが『終結期』、という3部に大別できる。

治療経過中は、各セッションで評価尺度などを用いて患者の状態をアセスメントし、治療の進展を評価し、必要に応じて軌道修正を行う。

治療が進むにつれて、当初の治療者主導から患者主導へと徐々に移行していき、最終的には患者が「自分自身の治療者になる」ことを目指す。患者の抱える問題がプログラムの期間内にすべて解決するとは限らないが、患者が自分の問題を解決したり、症状を改善させたり、再発予防を行ったりするスキルを治療終結時に身につけられるようにすることが、認知行動療法の目標である（『魚を与えるのではなく、魚の捕り方を教える』）。

- **各セッションの構造化（詳細は第Ⅰ部①-4『1セッションの構造』を参照）**

各セッションも構造化されている。セッションの時間は有限であり、取り扱う話題（アジェンダ）に優先順位をつけて時間を有効に活用することや、次回セッションまでの時間を有効に用いるためのホームワーク（アクションプラン）を設定することも、プログラムを効果的にする重要な要素である。

①-3 認知行動療法全体の構造

> **POINT**
> - 認知行動療法は短期の構造化された精神療法であり、プログラム全体を導入期、中期、終結期の3つの時期に大別できる。
> - どの時期にどのようなことを行うのか、各セッションの中でどのようなことを行うのか、概ね決まっている。

1. 認知行動療法の基本的な構造と進め方

　認知行動療法は、目標志向型の短期精神療法であり、プログラムのどの時期にどのようなことを行うのか、各セッションの中でどのようなことを行うのか、が概ね決まっている（「構造化されている」）。基本的には、週1回、1回30－50分程度、総計6～20回程度の枠組みで構成されるが、疾患、症状によって多少異なる。

　最初の1～2セッションが「導入部」、中盤のセッションが「問題に取り組む期間」、最後の1～2セッションが「終結部」と3つの部分に大別できる（図❶）。

　表❶に例としてうつ病の認知行動療法の大まかな流れを示す。

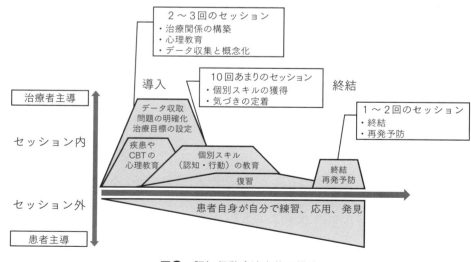

図❶　認知行動療法全体の構造

表❶　うつ病の認知行動療法

	ステージ	セッション	目的	アジェンダ	使用ツール・配布物
導入部	1	1-2	症例を理解する 心理教育と動機づけ 認知療法へ socialization	症状・経過・発達歴などの問診 うつ病、認知モデル、治療構造の心理教育	うつ病とは 認知行動療法とは
問題に取り組む期間	2	3-4	症例の概念化 治療目的の設定 患者を活性化する	治療目標（患者の期待）を話し合う 治療目標についての話し合い 活動スケジュール表など	問題リスト 活動記録表
	3	5-6	気分・自動思考の同定	3つのコラム	コラム法 〜考えを切り替えましょう
	4	7-12	自動思考の検証 （対人関係の解決） （問題解決技法）	コラム法 （オプション：人間関係を改善する） （オプション：問題解決）	バランス思考のコツ 認知のかたよりとは 人間関係モジュール 問題解決モジュール
	5	13〜14	スキーマの同定	上記の継続 スキーマについての話し合い	「心の法則」とは 心の法則リスト
終結部	6	15-16	終結と再発予防	治療のふりかえり 再発予防 ブースター・セッションの準備 治療期間延長について決定する	治療終了するにあたって

※実際のセッションでは、患者の病態・症状・問題にあわせて行い、この表の順の限りではない（厚生労働科学研究費補助金こころの健康科学研究事業「精神療法の実施方法と有効性に関する研究」班．うつ病の認知療法・認知行動療法 治療者用マニュアル：厚生労働省ホームページ https://www.mhlw.go.jp/bunya/shougaihoken/kokoro/dl/01.pdf）。

1 導入期

　治療初期の基本的な課題は、①良好な治療関係の構築、②症例の概念化と治療計画、③心理教育、である。

　認知行動療法のような問題解決指向的な精神療法では、良好な治療関係の構築がとりわけ重要である。患者を温かく受け入れながら、患者の考えや思いこみを治療者と患者が一緒に「科学者」のように検証していく協働的経験主義と呼ばれる関係が特徴である。

　将来の概念化と治療計画は、良好な治療関係を築く上でも有益である。概念化とは、患者を一人の人間として全体的に理解することである。精神科的診断、現在の問題点（困りごと）、長所や強み、認知・行動パターンを把握する。概念化に基づいて治療方針を立てる。概念化と治

療計画は患者と共有し、合意することが大切であり、患者に「治療者に十分に自分のことを理解してもらえた」「自分が抱えている問題が整理でき、解決の見通しが持てた」と感じてもらえれば、治療関係はより強化される（第Ⅰ部③-2『症例の概念化と治療計画』を参照）。

　心理教育とは、患者の状態（疾患など）、認知行動療法の理論や技法などを、患者の困りごとに沿って説明することである。こういった事項について患者と治療者が共通の理解を持てることは、その後の治療を円滑に進めることに役立つ。

2 中期

　患者と良い関係性を築き、概念化と治療計画を患者と共有できたら、概念化に基づいて、患者の改善に役立つ認知的・行動的介入を行っていく。

　具体的な介入内容（治療計画）は、患者の疾患や問題、概念化、患者特性によって変わってくる。患者本人の問題に合わせて、適宜選択して提供する（テイラーメイドする）ことが重要である（図❷）。それぞれの技法の具体的な内容は第Ⅱ部を参照のこと。

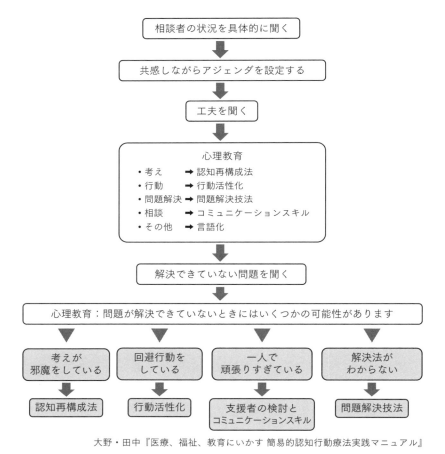

大野・田中『医療、福祉、教育にいかす 簡易的認知行動療法実践マニュアル』

図❷　具体的な介入内容（治療計画）

セッションを進めていく中で新たな情報が得られた際には、概念化を改訂し、それによって当初の治療計画や選択する技法が変わってくることもある。

③ 終結期

治療後期の主な目標は、患者自身が問題を解決したり、症状を改善させたり、再発を予防できるスキルを身につけて、治療が終了した後もそれを継続して実践できるようにすることである。それまでの治療の経過を振り返り、治療を通して得た知識やスキルを再確認し、治療中にやり残したことや治療後に起こりうる可能性のある問題について話し合う。また、終結に向けて高まってくる不安についても話し合う。

④ ブースターセッション

治療が終結した後、再発予防を目的に、数カ月に1度、ブースターセッション（追加のセッション）を数回行うことが勧められている。ブースターセッションでは、患者の状態をチェックし、なにか問題（困りごと）起きていないか、治療で扱った非機能的な方略が再び生じていないか、などを確認する。何か問題が起きていれば、その問題に対して患者がとった対処について検討し、必要があれば対処の手助けを行う。また、今後予想される問題に対する方策を考える。セッション内で問題が全て解決するとは限らないが、認知行動療法の中で身につけたスキルを生活の中で実践できるように、ブースターセッションでは、スキルの確認や、患者のサポート資源（支援者や治療チームなど）へのつなぎを行う。

①-4 1セッションの構造

POINT
- セッションを構造化することは、治療を効果的・効率的に、順調に進めるために重要である。
- 1セッションは、序盤、中盤、終盤と分けられ、それぞれ内容が決まっている。

1. セッションの構造化

認知行動療法では各セッションが構造化されている。すなわち、各セッションの進め方がおおむね決まっている。セッションを構造化することは、治療を効率的に進め、患者の苦痛を速やかに軽減するために有益である。構造を明確にすることで治療の流れが分かりやすくなり、患者に安心感をもたらすことができる。さらに、限られた時間の中で、話し合ったり問題を解決したりするモデルを患者に示すことができる。

2. 具体的な内容

1セッションの構造は大きく3つに分けられる（図❶）。まず、セッション開始の15分ほど前に来院してもらい、自己評価尺度（例えば、うつ病の場合は、ベックうつ病尺度（BDI）や簡易抑うつ評価尺度（QIDS-SR）など）を記入してもらう。

① 序盤（5〜10分）

①チェックイン

はじめに、患者に前回のセッションから今回のセッションまでの全般的な気分や状況を尋ねる。セッション開始前に記入してもらった評価尺度などもここで参照する。これをチェックインと言う。チェックインは、当該のセッションのアジェンダ（後述）を決める手がかりになる。

認知行動療法が順調に進んでいる場合は、患者の気分は、治療開始時からセッションが進むにつれて徐々に改善しているはずである。患者の気分の改善が芳しくない時、あるいは、前のセッションと比較して急な悪化が見られている時には、そのことを話題にして、気分の改善を

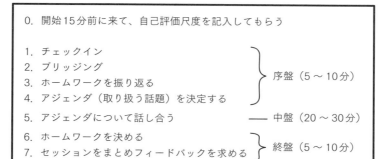

図❶　1セッションの流れ

妨げている問題について話し合う。逆に気分が急に改善している場合にも話題にし、気分の改善につながった事項について話し合う。

　チェックインでは下記の事項に注意を払う必要がある。下記の事項は、患者の安全や治療の進捗に大きくかかわる事項であり、これらが認められた場合は、治療の進行度によらず、優先的に話し合う。

治療における優先事項
①自殺・自傷に関すること（例：絶望感、アルコール、自傷他害行為、不眠、不安）
②治療の継続に影響しうる生活上の致命的な問題の大きな問題（例：経済的な問題、身体的健康問題、被虐待、物質乱用など）
③治療や治療者に対する陰性感情、治療を妨害する行為（頻回な遅刻、治療の停滞など）。

②ブリッジング
　ブリッジングとは、前回のセッションと当日のセッションの橋渡し（つなぎ）のことである。前セッションで話し合ったことを簡単におさらいし、今日これからのセッションでの話し合いと連続性を持たせるようにする。

③ホームワークの振り返り（第Ⅰ部④-5『ホームワーク』も参照）
　前セッションで出したホームワークの実施状況を簡単に確認する。ホームワークについて時間をかけて話し合う必要がある場合には、それをアジェンダに設定する。

④アジェンダの決定（第Ⅰ部④-3『アジェンダ設定』も参照）
　今回のセッションで話し合う話題（アジェンダ）を決定する。アジェンダとは、今回のセッションで話し合うことで患者の改善に役に立ちそうなテーマのことであり、治療者と患者が協働して、明確で具体的、かつ達成可能な話題を決定する。複数ある場合には優先順位をつける。

治療における優先事項（前述）がある場合はそれを優先する。チェックインからアジェンダ決定までは、5分長くても10分以内とする。

② 中盤（約30分）

⑤アジェンダについて話し合う

　アジェンダとして設定した問題について話し合いを進める。その問題に対して用いる具体的な介入スキルは、第II部で詳述する。1回のセッションで話し合えるアジェンダは通常は1つ、多くても2つ程度である。治療者はセッションの時間を有効に使い、適切なペースとなるよう留意する。設定したアジェンダから話題が外れないように注意する。アジェンダとの関係が薄い重要度の低い話が続く場合は、本質的な問題に話題を戻すなど、セッションをリードする必要がある。セッションの途中でアジェンダを変える必要があると感じた場合には、患者との合意のもとでアジェンダを変更する。

③ 終盤（5〜10分）

⑥ホームワークを決める（第I部④-5『ホームワーク』も参照）

　セッション中盤で話し合った内容を踏まえてホームワークを設定する。治療者と患者が協力して、患者が抱えている問題や意向を踏まえて、患者個人に合わせたホームワークを設定する。ホームワークの設定は、治療の初期の段階では治療者がリードし、少しずつ患者が自分で設定できるよう指導する。

⑦セッションをまとめフィードバックを求める

　セッションを終える前にセッションのまとめを行う。まとめとは、当該セッションでの話し合った重要なポイントを共有することである。それにより、患者の知識やスキルの理解度がわかり、また、知識やスキルの定着を促すことができる。セッションのまとめは、治療の初期段階では、主に治療者が行い、セッションが進むにつれて、患者自身の言葉でまとめてもらうにする。

　まとめに引き続き、患者にセッションの感想を尋ねる（フィードバックを求める）。フィードバックの内容を踏まえて、治療者は治療の組み立てを再検討する。

①-5 抑うつの基礎理解と治療概略

POINT
- 抑うつは基本的な感情の一つで、気分、行動、思考、身体の各領域に症状を呈する。
- 抑うつに特徴的な認知として、『否定的認知の3徴』がある。
- 抑うつに特徴的な行動の特徴として、活動量の低下、ぐずぐず主義、周りに助けを求められない、などが挙げられる。
- 抑うつの認知・行動面の特徴を理解し、その悪循環を見直すことが治療となる。
- 抑うつの重症度や状況に応じて、認知行動療法以外のアプローチも検討する。

1. 抑うつの基礎理解

抑うつは基本的な感情のひとつで、正常な落ち込みからうつ病まで、さまざまな状態でみられる。抑うつ症状に著しい苦痛や機能障害（生活や対人関係などがうまくできなくなること）を伴い、一定の診断基準を満たす場合はうつ病と判断される。

通常の落ち込みとうつ病の間に厳密な境目を引くことは難しい（このことを、正常な落ち込みからうつ病はスペクトラム（連続体）であると言う）が、うつ病は認知行動療法以外の治療も含めた医学的治療の適応となる場合がある。うつ病の重症度や状況によって、認知行動療法以外の治療を優先／併用した方がよい場合があることに留意する。

① 抑うつの症状

抑うつの中核的な症状は、「抑うつ気分」と「喜び・楽しみの消失」である。「抑うつ気分」とは「ゆううつ」「落ち込み」「物悲しさ」「絶望感」「気持ちが晴れない」などという患者自身が感じる症状である。不安やイライラを伴うこともある。「喜び・楽しみの消失（アンヘドニア）」とは、本来ならば楽しかったり嬉しかったりする事象に対しても、そのような感情が湧いてこない状態をいう。

抑うつ状態では、そのほか、気分、行動、思考、身体の各領域においてさまざまな症状を呈する（表❶）。抑うつをこのように領域に分けて整理することは、患者が自分の状態を理解する

表❶　4つの領域

4つの領域	症状の例
気分の症状	抑うつ気分、不安感、イライラ
行動の症状	興味の喪失、集中力の低下、意欲低下、焦燥
思考の症状	些細なことへのこだわり、悲観的な考え方自責感、自殺念慮、自殺企図
身体の症状	全身倦怠感、易疲労性、不眠、食欲低下、性欲減退、頭痛、頭重、肩こり、口渇、動悸、咽喉頭異常感、胃部不快、頻尿

上でも役立つ。「抑うつ気分」のように患者が自覚している症状もあれば、表情や口数の変化など、本人よりもむしろ周囲が気づきやすい症状もある。

　抑うつは『喪失』という認知に関係しており、「自分にとって大切なものを失った」と考えていることが多い。例えば、仕事がうまくいかずに落ち込んでいる（抑うつ感情）、という状況では、その人は、自分自身に対する自信をなくしていたり、他者からの評価や信頼を失ったと感じていたり、（本来は手に入ると考えていた）成功や明るい将来を失ったと感じていたりする（喪失の認知）。

② 抑うつの認知・行動の特徴

①認知の特徴
・否定的認知の3徴

　抑うつ状態における認知の特徴に、『否定的認知の3徴』がある。否定的認知の3徴とは、自分、周囲、将来という3つの領域について、考えが現実よりも否定的（悲観的）になっていることをいう。

1. 自分のことをマイナスに考えすぎる
   「自分はダメな人間だ」「自分の力ではどうすることもできない」など、自分の能力を過度に悲観的に考え、自分を責める。
2. 周囲（他者・世界）のことをマイナスに考えすぎる
   「周りの人が私を嫌っている」「誰にもわかってもらえない」「世間では、一度失敗したら二度とチャンスは与えられないものだ」など、周囲の評価を過度に悲観的に考える。
3. 将来（今後）のことをマイナスに考えすぎる
   「どうせだめに決まっている」「今の状況はこのまま変わりようがない」「このつらい気持ちは一生続くだろう」「これから良いことは起こらない」など、将来について悲観的に考える。

・帰属スタイルの誤り

帰属スタイルとは、出来事の原因に対する意味づけのことをいう。抑うつ状態では、物事がうまくいかない場合にそれが自分のせいであると、現実よりも過度に考える傾向がある（内的帰属）。また、物事がうまくいった場合には、自分の力によるのではなく他人の力や偶然によるととらえる傾向がある（外的帰属）。このような傾向は、自責感（過剰に自分を責める）や自己効力感の低下（自分にはできない）、絶望感（状況は変わらない、変えることはできない）につながる。

②行動の特徴

抑うつ状態の人には以下のような行動がよく見られる。

1．活動量が減る

活動量が減る。その結果、楽しみ、達成感が得られにくくなる。他者との接触の機会も減り、周囲から助言や助けを受ける機会が減る。

2．ぐずぐず主義

問題解決につながる活動を先延ばしにし、やらなくてはいけないことがたまってしまう。問題解決につながらない他のことにふけり、時にはかえって自分の状況を損ねることもある（飲酒、ギャンブル、インターネットなど）。

3．周りにうまく助けを求められない

周囲に相談ができず一人で抱え込む。その結果、ますます問題が大きくなってしまう。

2. 抑うつの治療戦略

抑うつ状態では、抑うつ気分と認知、行動、身体が相互に関連し、悪循環を起こしていることが多い。

それぞれの領域における問題点を整理し、解決策を検討する。

抑うつの諸症状、抑うつにおける認知や行動の特徴、認知行動モデルと治療アプローチに関する心理教育を行うことは、患者が自分自身の状況を理解し、解決への見通しを持つうえでの大切な一歩となる。

行動上の問題に対しては行動的技法を用いる。行動の変化を通じて、認知の変容や気分の改善につながることを患者に実感してもらう。行動的技法の詳細は第Ⅱ部を参照のこと。患者が抱えている問題に対する問題解決技法や、コミュニケーション・スキルの教示も行動的技法の一つである。

抑うつ状態では非機能的で硬直化した認知に陥っていることが多く見られる。認知的治療戦略では、この非機能的な認知を同定し、現実的にあるいは適応的に修正することを目指す（第Ⅱ部①-6『認知再構成』を参照）。

一般的には、認知的技法より行動的技法の方が理解しやすく、早期から効果があがりやすく、

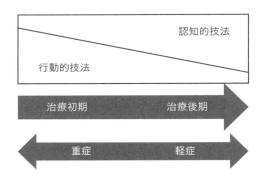

図❶ 抑うつに対する認知的技法と行動的技法の活用

患者の状態に応じて課題設定がしやすい（図❶）。そのため、治療の初期は行動的技法から始めることが多い。患者の抑うつが少し改善したり、治療に馴染んでやや複雑な課題にも取り組める状態になったりしてからの方が、認知的技法には取り組みやすい。そのため、重症例ではどちらかというと行動的技法を中心にし、認知的技法はどちらかというと軽症例の方が適応することが多い。

なお、抑うつに対する、認知行動療法以外のアプローチも念頭におくことが大切である。患者が置かれているつらい状況を改善する「環境調整」（例えば、抑うつ症状が重い場合に一時的に休職や休学を検討したり、職場の不適応に対して配置転換を検討する、など）を検討したり、うつ病の重症度に応じて、薬物療法など認知行動療法以外の治療を検討したりする。

毎回のチェックインで抑うつの程度を把握することは、治療戦略を検討するためにも大切である。

①-6　不安の基礎理解と治療概略

> **POINT**
> ● 不安は対象がはっきりしない恐れのことをいう。
> ● 不安そのものは、生存に必要な自然な反応（感情）であるが、不安が過度で生活に支障をきたしている場合に、調整が必要となる。
> ● 危険に関する認知、対処能力や支援に関する認知、回避行動・安全行動が関与する。
> ● 患者と治療者は、不安症状に関する認知行動モデルを共有した上で、不安を和らげ、コントロールする方法を一緒に検討していく。

1.　不安とは

　不安とは、「対象のない恐れ」（対象がはっきりしない、漠然とした恐れ）をいう。「対象が明確な恐れ」を恐怖というが、両者は厳密には分けきれないこともあり、ここではこれらをまとめて不安と呼ぶこととする。不安は、誰もが持つ、生存に必要な感情である。たとえば、夜道を歩いていて物陰で物音がすると、不安に感じる。その時には、おそらく、「物陰に何かいる（危ない）」と身構えているだろう。

　この時の状況を認知行動モデル（気分・身体・認知・行動）で考えてみよう。暗闇での物音に対して、「何かいる、危険だ」「闘わなければ」「逃げなければ」という考え（認知）が生じ、気分は不安になる。身体は、闘争や逃走の準備のために交感神経（緊張神経）が副交感神経（リラックス神経）より優位となる。例えば、心臓の鼓動や呼吸が早くなり筋緊張が高まる。そして、闘争や逃走の行動にいたる（図❶）。このような反応は「闘争・逃走反応（fight-or-flight response）」と呼ばれる。「闘争」と「逃走」のどちらを選択するかは状況による。勝てそう（対処できそう）であれば「闘争」、勝てそうに（対処できそうに）なければ「逃走」となる。

　不安は、危険から自分の身を守る適応的な反応であり、危険から身を守るために行動を起こすよう教えてくれる危険信号（安全装置）と言える。そのため、不安そのものを一律に問題視するべきではない。不安が問題となるのは、それが状況に比して過度となり、つらさや機能障害を来す（不安症を来す）など、かえって支障の方が大きくなっている場合である。

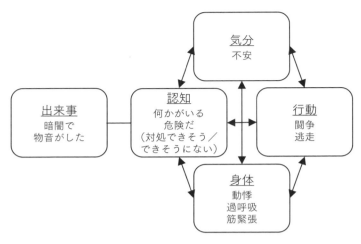

図❶　出来事・認知・気分・行動の例

2. 不安症とは

　正常な心理反応としての不安（適応的な不安）と、治療介入が必要な不安（不安症）は、不安の程度・持続時間・機能障害（生活への支障）などで区別できる。一般的に、不安症は、不安の程度が、現実の状況と比べて不釣り合いに高く、持続時間が長く、そして生活に支障をきたすものを指す。注意信号に例えれば、信号が敏感すぎる、長く反応しすぎる、誤報が多い、などの状況といえる。不安症は、その対象や状況などにより、限局性恐怖症・社交不安症・パニック症・広場恐怖症・全般不安症などに分けられる。

3. 認知行動モデルによる不安症の理解

　不安症の認知行動モデルを図❷に示す。不安症では、リスクを過大評価し、対処能力（自分自身の対処能力と周囲からの支援）を過小評価して対処困難という認知を有していることが多い。破局視／破局化（状況を極端に悲観的に考えること）も特徴の一つである。
　例えば、パニック症では、身体症状に対して、「胸が苦しい、心臓発作かもしれない」「窒息しそうだ」「死んでしまう」などと考え、身体の状態に関するリスクを過大評価している。さらに、「この症状には自分にはどうしようもない」と自分の対処能力を過小評価したり、「苦しんでいても誰も助けてくれない」と周囲の支援を過小評価したりしている。これらの認知は不安をさらに高め、不安に伴う身体反応（息苦しさ、動悸など）をさらに強化し、それに反応してますますリスク認識が高まるという悪循環に陥る。
　また、不安状態では、回避行動や安全行動（安全確保行動）と呼ばれる行動をとっていることが多い。回避行動とは不安を感じる場面を避けること（例：パニック症に伴う乗物恐怖のた

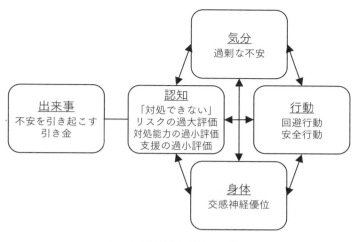

図❷　不安症の認知モデル

めに電車に乗らない）であり、安全行動とは、不安を下げるための対症的な行動（例：頓用薬を服用して電車に乗る）を指す。回避行動も安全行動も、一時的な不安軽減には役立つが、根本解決にならず、むしろ、中長期的な不安の持続につながる。例えば、乗物恐怖の人は、電車に乗らない間は不安を感じないで済むが、電車に対する恐怖感はずっと改善せず、どうしても乗る必要が生じた場合には困ってしまう。

まとめると、不安症においては、非機能的な認知、不安、身体反応（交感神経優位の症状）が相互に悪循環を起こす（例：パニック症において、不安に伴う身体症状が、「息苦しい。死んでしまうのではないか」などの認知を惹起し、さらに不安を増幅する）。回避行動や安全行動は、不安に向き合う機会を減らし、認知の修正の機会を損ねるため、非機能的認知が持続するという悪循環をもたらしている、と理解できる（図❸）。

4．不安症の認知行動療法

不安症の認知行動療法はおおむね以下の要素から構成される。個々の介入技法を行う前に、患者と十分な治療関係の構築を行い、概念化・アセスメントに基づいて、患者の個別性を考慮した介入を行うことが大切である。

1 概念化とアセスメント

第Ⅰ部③-2『症例の概念化と治療計画』を参照。不安症状に用いる評価尺度には、全般不安症7項目尺度（GAD：Generalized Anxiety Disorder-7）、ベック不安症尺度（BAI：Beck Anxiety Inventory）などがある。各不安症に関する評価尺度は他にも複数存在する。症状に応じてこれらの尺度を活用する。

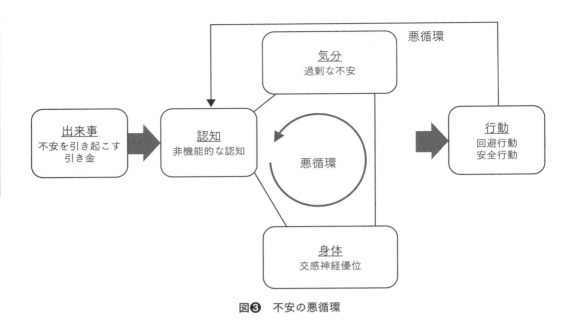

図❸　不安の悪循環

② 心理教育

　不安の特徴、不安症の特徴、認知行動療法の効果と他の治療法との選択、認知モデルなどについて心理教育を行う。

　不安の特徴に関する心理教育では、上述のように不安症状は危険の注意信号であり、「不安は異常ではない」「有害ではない」という認識を患者に持ってもらえるようにする（ノーマライゼーション）。認知行動モデルの心理教育は、ソクラテス式質問を通じて、患者自身の体験とすり合わせながら、認知・行動の悪循環に気付いてもらうことが望ましい。適切な心理教育は不安の緩和と改善への希望につながる。

　セルフモニタリングも心理教育の一部に分類されることがある。認知行動モデルを用いて、自分がどのような状況にあり、どのような悪循環に陥っているかに気付き、自分を客観視してもらう。客観視は、「メタ認知」「外在化」「脱中心化」「距離化（distancing）」などとも呼ばれる。

③ 認知的介入

　不安症に対する認知的介入では、危険に関する認識（発生確率や、生じうる結果）を明らかにし、危険に関する非機能的な認知を、現実的で適応的な認知に修正する（破局化しないようにする）。認知再構成法（第Ⅱ部①-6参照）など、認知に直接はたらきかける介入も用いられるが、次節で述べる行動的介入も、いずれも結果的に認知の修正につながるものである。

④ 行動的介入

不安症に対する行動的介入（一部、認知的介入を含む）を典型的な手順（ステップ）と共に示す。

ステップ1：アセスメント

はじめに、認知行動モデルに沿って「不安を引き起こす引き金」、「認知」、「身体反応」、「行動」について焦点を当てながら面接を進める。特に「行動」については、回避行動（＝不安を感じる場面をさけること）を特定するだけでなく、安全行動（不安に対処するための行動）について詳しく確認していく。曝露法の課題設定など、不安症状に対する介入法を検討する際は、それらを十分に考慮する。不安を引き起こす場所、状況や人物を特定するために、不安階層表を患者と一緒に作成する場合もある。不安階層表とは、通常は不安に感じる状況とその状況に対する不安のレベルを、全くない（0）から最大（100）まで評価するもので、これらの内容を参考に曝露課題を設定する（第Ⅱ部①-4『段階的曝露』参照）。

ステップ2：介入ターゲットの設定

ターゲット（取り組む課題）の設定では、最も介入しやすい容易な症状、あるいは患者にとって少し頑張れば達成できるような課題から始める方法と、患者の生活に大きな支障が生じているような最も困難な問題から取り組む方法がある。最も介入しやすい症状から介入するメリットは、容易に課題を達成できるため、患者の自信や治療へのモチベーション向上につながりやすいことがある。さらに、成功した対処方略を別の不安でも活用できることが多い。

一方、患者の生活に支障が生じているような喫緊の問題が生じている場合には、そういった課題から取り組むことを検討する。その問題に取り組むことが患者にとって極めて困難な場合には、問題を小分けにしたうえで、何から取り組む必要性が高いかを患者と一緒に話し合う。そして、次にあげる基礎的スキルを活用しながら、患者が段階的な曝露療法にうまく取り組めるよう支援する。

ステップ3：基礎的スキルトレーニング
①リラクセーショントレーニング

主なリラクセーショントレーニングには、漸進的筋弛緩法、呼吸法、イメージ技法がある。リラクセーショントレーニングは、身体的な不安症状（息苦しさ、筋肉の緊張など）を緩め、不安を軽減する。リラクセーショントレーニングは、「不安症状は自分でコントロールすることができる」という自己効力感の向上にもつながる（第Ⅱ部①-5『リラクセーション』参照）。

リラクセーショントレーニングは、日常的に行って、平時の不安・緊張を下げることに活用するものである。曝露療法は、その目的が不安にしっかり向き合い、その不安に慣れてもらうことであるため、暴露の最中にリラクセーション法を用いて不安を下げることは控える。

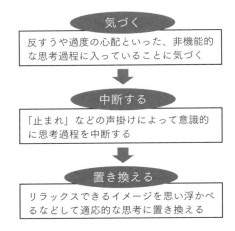

図❹　思考停止の流れ

②思考停止

　思考停止とは、反すうなどの非機能的な思考過程を停止させ、より適応的な思考に置き換えることである。恐怖症やパニック症に対して役立つことがわかっている（図❹）。強迫症に対しては思考停止によって強迫観念がさらに強まるという報告もあるため、思考停止が患者に適しているかどうかは十分に検討する必要がある。

③注意の転換

　趣味に取り組む、読書する、映画を観るなど、活動を通した注意の転換によって、不安にかかわる思考の影響を弱めていく方法である。注意の転換は、曝露などの介入に意欲的に参加できるよう、事前に非機能的な自動思考の頻度や強さを低下させて、身体的な緊張や情動的な苦痛を緩和させることが目的である。

　ただし、注意の転換のように見えて、実際のところ回避や安全行動になっていないか注意が必要である。

④脱破局視の修正

　最悪の事態を想定した「最悪のシナリオ」を取り上げて、その予測を弱めるための方法を活用しながら（表❶）破局的な予測を修正していく。

⑤呼吸の訓練

　呼吸の訓練は特にパニック症に効果的である。はじめにパニック発作の際に起こる速く深い呼吸を再現し、次に、その呼吸を正常にコントロールできるようになるまでゆっくりと呼吸してもらう。最終的には患者が自分で呼吸をコントロールできるよう進めていく。

ステップ4：曝露

　曝露とは、不安を引き起こすために避けている対象物、状況や刺激に曝すことである。不安

表❶ 脱破局視の方法の例

1. 可能性予測	破局的結果が実際に起こる可能性について検討する
2. 根拠の評価	破局的結果が起こる可能性を肯定する根拠を検討するため根拠リストを作成する
3. 根拠リストの見直し	根拠リストを見直し、破局的結果が起こる可能性をあらためて評価する
4. 活動計画の作成	破局的事態が起こる可能性を低下させるような活動計画を作成する
5. 対処計画の作成	破局的事態が実際に起こった際の対処計画を作成する
6. 再評価	破局的結果が起こる可能性について再評価する
7. デブリーフィング	破局的思考について話してどうだったか、あらためて患者と話し合う

に対する慣れ（＝馴化（じゅんか））を促し、回避しなくても不安は自然に下がるという体験を通して不安への耐性を高め、対象や状況に対する非現実的な思考を再評価することである。

　不安の対象に対して、困難度の低いものから順に系統的かつ反復的に曝露を行う方法を段階的曝露と呼ぶ（第Ⅱ部①-4『段階的曝露』参照）。恐怖刺激に直接直面するよう患者を促す方法をフラッディング（flooding）療法と呼ぶ。後者は特定の恐怖症で用いられることが多い。

　この他に、呼吸の訓練でも触れた身体感覚曝露がある。身体感覚曝露では、不安に伴う身体感覚を意図的に喚起させてそれに曝露し、身体感覚への慣れを促すとともに、その感覚についての破局的な考えの修正を図るものである。主にパニック症への治療として用いられている（表❷）。身体感覚曝露の実施にあたっては、曝露課題が患者に有害な影響を及ぼす可能性がないかを、事前に主治医に確認しておくよう、注意が必要である。

表❷ 身体感覚暴露の例

エクササイズ	喚起される身体感覚	脅威の誤った解釈の例
2分間細いストローを使って呼吸する	息切れ、窒息感	「窒息するかもしれない」
立ったまま1分間ある程度の速さで回転する	めまい、または失神	「吐き気を催せば、本当に嘔吐するかもしれない」
その場で1分間のジョギングをする	激しい鼓動、心臓の高鳴り	「心臓発作を起こすかもしれない」
2分間暖房機に面して座る	息切れ、窒息感、発汗	「人は私の汗を見て気分を害するだろう」
1分間蛍光灯を見つめ続けた後、何かを読んでみる	めまいまたは失神、非現実感	「なんだか変な感じだ。正気を失いつつあるのかもしれない」
鏡に映った自分の姿を2分間見つめ続ける	夢のような感じ、めまいまたは失神	「頭がボーッとしている間に現実とのつながりを見失ってしまうかもしれない」

＊「気分」の類似概念として、「感情」「情動」などがあり、持続時間、強度、生起に関する対象の有無などによって分類されることもあるが、研究者によって用語の使い方に相違があり線引きが難しいため、本マニュアルでは わかりやすさを優先して「気分」の語で統一した。

①-7 強迫の基礎理解と治療概略

POINT
- 強迫症は、強迫観念（何度もしつこく浮かび、不安や不快感を引き起こすような考えやイメージ）と強迫行為（強迫観念による不安や不快感を中和させるための反復的な行為や思考）、またはそのいずれかが生じて、日常生活に支障が生じる疾患である。
- 強迫症に対して認知行動療法が有効であり、認知行動療法の中心的技法が曝露反応妨害法である。
- 曝露反応妨害法では、強迫行為を行わずとも時間経過とともに不安が自然に治まることを学習する。

1. 強迫の基礎理解

　日常生活において、私たちは「鍵をかけたかどうか」、「ガスコンロの火を消し忘れたかどうか」と不安に感じた際に、施錠の確認やガスコンロの確認を行っている。料理中に生ものに手が触れたのではと気になれば、石鹸を使って手を洗うかもしれない。このような不安を解消するための行動は、日常生活で見られる普通の行動である。疲れていたり、睡眠不足であったり、強いストレスに晒されていたりするときは、普段よりも確認が増えることが多い。このようなとき、人はいつも以上に不安を感じやすくなるが、通常は不安を解消するための（適応的な）行動を通して不安を中和させることができるし、そのまま不安を放っておくことで不安は自然に治まってくる。

　強迫症においては、強迫観念から生じる不安を解消するための行動（強迫行為）によって不安は一時的に中和されるものの、強迫行為を繰り返すほど不安は増大し、より強烈なものになる。そして駆り立てられるような非常に強い不安によって、強迫行為はさらに増えていく。その結果、一日の大半の時間を強迫行為に費やしたり、強迫症との闘いに全エネルギーを費やすことで疲労困憊したりと、強迫症は日常生活に大きな支障を及ぼすようになっていく（図❶）。

① 強迫症における強迫観念と強迫行為

　強迫症の症状には、主に強迫観念と強迫行為がある。強迫観念とは、何度も繰り返し浮かんでくる侵入的な考えやイメージで、強迫行為とは、強迫観念に伴う不安や苦痛を中和させるた

I-① 認知行動療法の概略

I-② 精神療法の共通要素

I-③ 概念化と治療計画

I-④ 導入から終結まで

II-① 認知・行動的なスキル

III-① 臨床での使い方

III-② 学習方法

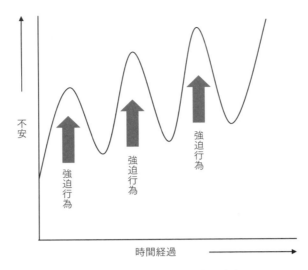

図❶　強迫行為による不安の変化

めの反復的な行動や思考であり、その回数や順序が固定化されたルールに従って行われることが多い。強迫症の患者の多くはこのような強迫行為はやりすぎで、強迫観念はあり得ないと認識し、それらをなんとかコントロールしようと試みるが、不安や怖さに圧倒されるうちに強迫行為に要する時間や回数が徐々に増していく。こうして強迫行為がしだいに習慣化するなかで、強迫観念や強迫行為に対するバカバカしいといった不合理感が乏しくなり、症状は重症化し慢性化していく。

② 強迫症状の主なタイプ

強迫症状の主なタイプには、洗浄強迫（不潔恐怖）、確認強迫、加害恐怖、強迫性緩慢、縁起強迫（心的儀式）があり、複数のタイプが重なることも多い。例えば、「誰かを車で轢いてしまったかもしれないと不安になり、車を何度も止めて轢いていないことを確認する」などは、確認強迫と加害恐怖が重なるケースである（表❶）。

③ 強迫症における回避行動や巻き込み

強迫症状の評価の際に見逃しがちなのは、「回避」と「巻き込み」である。回避行動とは嫌悪や恐怖を覚える対象を避けることで、例えば「ドアノブに触れると身体に菌がついて病気になる」という強迫観念のため、「ドアを開ける際にドアノブに触れない」ことや、「大事なものを落として大変なことが起こる」という強迫観念のため、「外出する際、貴重品や携帯を身につけない」などが回避行動にあたる。

巻き込みとは、家族などに強迫行為を強要したり保証を求めたりすることである。例えば、「手がきちんと洗えていることを家族に保証してもらう」、「ものを落としていないか家族に一緒

表❶ 強迫症状のタイプ

タイプ	強迫観念（例）	強迫行為（例）
不潔恐怖 洗浄強迫	外に出ると外気で汚染されて病気になるのではと心配になる	長時間かけて何度も手を洗う
確認強迫	何か大事なものを落としているのではないかと心配になる	何も落としていないことを家族に確認する
加害恐怖	人を誤って車でひいてしまったのではと心配になる	何も問題が起きていないことを確認する
強迫性緩慢	自分の行った動作が完璧かどうか気になる	動作の確認を行ったり、何度もやり直す
縁起強迫 心的儀式	頭に浮かんだ嫌なことは打ち消さないと嫌なことが起こるのではないかと心配になる	頭のなかで打消し儀式をする

に確認してもらう」、「汚染強迫のためにドアノブに触れられない本人に代わって、家族がドアを開ける」などである。

　頻繁な回避行動や巻き込みは症状をさらに重症化させる一方、このような回避行動や巻き込みは自覚されていないこともあることから、症状評価の際に家族に同席してもらってこれらを共有することが望ましい。

2. 強迫症へのアプローチ

　主な強迫症へのアプローチには、薬物療法と、曝露反応妨害法（exposure and response prevention：ERP）を中心とする認知行動療法がある。曝露法は、これまで恐れたり避けたりしてきたことにあえて立ち向かうことで、反応妨害法とは、不安を下げるためにしてきた強迫行為をあえてしないことである。強迫行為をしなくても不安や不快感は時間とともに少しずつ下がることを体験し、強迫行為をしないと起こると思っていた最悪なことが実際には起きないことを学習することが目的である。例えば、「病気になるのではと心配になって、汚いと思うものに触れた後で何度も手を洗う」といった汚染恐怖・不潔恐怖への課題としては、「汚いと思うものに触り（曝露）、手を洗わない（反応妨害）」などがある。曝露反応妨害法によって同様の課題を繰り返すと、回を重ねるごとに不安や不快の頂点が下がり、より短い時間で不安が下がるようになる（図❷）。曝露反応妨害法のゴールは不安や不快をゼロにすることではなく、不安に馴れ（馴化）、不安への耐性をつけることである。課題の内容やどの課題から挑戦していくのかについては、治療者または曝露反応妨害法の担当者が、当事者と話し合いながら決めていく。

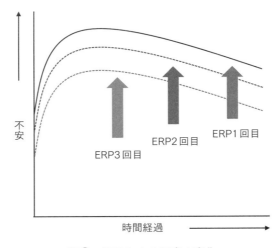

図❷ ERPによる不安の変化

第Ⅰ部
認知行動療法における
共通知識

②精神療法の共通要素

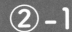

②-1 精神療法の共通要素 基本的な治療的コミュニケーション

> **POINT**
> - 認知行動療法の前提として、患者との良好な治療関係が重要である。
> - 良好な治療関係には、共感、誠実さ、患者への敬意、などが含まれる。
> - 治療的なコミュニケーションの一技法として、「コミュニケーションのA-B-C」がある。

1. 精神療法の共通要素とは

　精神療法が有効に作用するためには、患者と治療者との間に良好な治療関係（治療同盟）が構築される必要がある。信頼関係（ラポール）、回復への希望、良い協力体制などである。これらはあらゆる精神療法に共通して土台となるものであり、"精神療法の共通要素（非特異的要素）"と呼ばれる。

　精神療法の共通要素は治療のあらゆる段階で重要であるが、特に治療初期において、患者の治療意欲を高め、さまざまな治療技法を奏功させるための基礎となる。精神療法の共通要素にはさまざまなものが含まれるが、共感、誠実さ、敬意の3つに大別できる。治療者は、それらを、治療の中で具体的に具現するための基本的な治療的コミュニケーション・スキルを持っている必要がある。

2. 3つの重要な共通要素

1 共感

　共感とは、患者が何を思いどう感じているかを理解し、それを患者に伝えることである。そこには、相手の悩みや苦しみに同調すること（情緒的共感）のほか、患者の背景（年齢、性別、文化的背景など）を踏まえて患者の立場に立って気持ちや考えを理解すること（認知的共感）が必要である。加えて、患者に「治療者に共感してもらえた」と感じてもらえるような態度や声かけが必要である（行動的共感）。

　治療者には、患者の「内的現実（心の中の世界）」が見えている必要がある。患者がはっきり

表❶　誠実さを表す治療者の言動の例

非言語的な態度	治療者の態度が発言内容と合致していて不自然さやまやかしがないこと。 例）視線を合わせて話を聴く、相手にしっかりと注意を向ける、など
役割行動 （ロール・モデル）	成長や改善に向けて努力する態度を、治療者自らが実践して示すこと。
パートナーシップ	治療者と患者が、対等の立場で協力しながら、患者の問題（困りごと）の解決に取り組むこと。セラピストが権威的な態度をとると、患者は劣等感や侮辱されたと感じる。
言行一致	治療者の発言、非言語的態度、情緒、が一致していること。
同時性（適時性）	患者の言動に対して治療者が適切なタイミングで反応すること。セッション中に話題になった「まさにその時」に対応することは、同じ対応を遅れてするより大きな価値を持つ。「その瞬間に発せられた言葉」は、患者にとって真実味をもって受け止められる。

と口に出した発言や、口には出さないものの態度などより微妙な表現からそれを読み取る。治療者は、患者の語りに耳を傾けながら、患者の気持ちで理解できている部分と理解できていない部分を整理するように努める。仮に治療者が患者と同じ立場であればどのようなことを感じそうか、それと目の前の患者の体験とは同じか違うか、その他治療者が疑問に感じることなど、治療者自身が感じる感覚や違和感は、患者の心の中を読み取る糸口になる。治療者には、患者を無条件に受け入れる温かさと同時に、患者の言動を読み解く冷静さが求められる。患者の置かれている状況で当然浮かんできそうなテーマや感情が語られない場合（例：近しい人を無くした人から悲しみが語られない、など）には、治療者側からそういったテーマに水を向ける必要があるかもしれない（侵襲的にならないよう注意しながら）。

② 誠実さ

　誠実さとは、正直で、偽善的でないことである。それはさまざまな態度や発言として表される（表❶）。治療者は、専門家としての態度と、温かい「素」の人間としての振る舞いの両方を備えていることが望ましい。

③ 敬意

　治療者は敬意をもって患者に接する必要がある。患者に対して丁寧な言葉づかいや振る舞いをすることはもちろんであるが、患者の気持ちや考えを尊重するという、内面的なことも含まれる。

　「自分が大切にされている」「自分の話を真剣に聴いてもらえている」という感覚を患者が持てるように配慮することは、精神療法を進める上でとても大切である。そのような感覚を持てないと、患者は治療から脱落したり、治療中に発言しなくなったりする。

　患者に敬意を払い続けることは、簡単なようで意外と難しい。医療者が患者の考えに同意で

表❷　敬意を表す治療者の言動の例

コミットメント	目の前の患者にしっかりと関わること。 患者が持ち込んできた話題に誠実に対応すること。 ＊これには治療者が時間や約束を厳守することなども含まれる。
批判的な態度をとらない	患者の価値観に同調する必要はないが、患者の考え、気分、行動を理解・承認して、批判的な態度を見せないようにすること。
温かさ	声のトーン 表情 姿勢 気配り 　……などで表現される

きなかったり、患者にマイナスの感情を抱いたりしている場合には特にそうである。治療者が患者にマイナスの感情を抱いた時には、それを同僚やスーパーバイザーなどに話すことで、自分の状態を客観的に見直し、マイナス感情を患者にぶつけないようにすることに役立つ。

3. コミュニケーションのA－B－C

認知行動療法を奏功させるためには、これまでに述べてきた基礎的なコミュニケーション（支持的なかかわり）を土台にしながら、問題解決へ向けた具体的な技法（指示的なかかわり）を提供していく必要がある。支持的な関りから指示的な関わりへつなげるひとつの型として、「コミュニケーションのA－B－C」を念頭に置いておくと役立つかもしれない（図❶）。

A（Ask）：質問

患者への質問を通じて情報収集を行い、アセスメントを行う。開かれた質問（オープン・クエスチョン：患者が自由に答えられる質問）から始めることが基本であるが、対話が深まってより具体的な話題になってきたら、閉じられた質問（クローズド・クエスチョン：「はい」「いいえ」など、答えが限定される質問）の方が効果的な場合もある。背景に応じて質問の仕方は使い分ける。

B（Be with the patient）：ラポール形成

患者と信頼関係を構築し、共感を伝える。「それはつらかったですね」などの共感的な言葉かけをしたり、「今おっしゃったことは、つまり、○○○○ということですね」などと患者の話をまとめたりすることで、治療者が患者を理解していることを伝える。

共感的な声かけは、質問の形式ではなく、相手の感情に言葉をあてた「言い切り」の形式を取っていることが多い（例：「それはつらかったですね」「それは腹が立ちますね」など）。

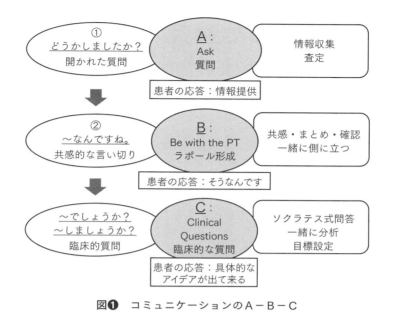

図❶ コミュニケーションのA－B－C

C（Clinical questions）：臨床的な質問

　A、Bを踏まえて患者とのラポールが形成されたら、問題解決につながる質問によって患者の問題にかかわる中心的感情・認知・行動に焦点を当てる。介入のポイントとなる認知・行動の同定や、問題解決に向けた働きかけなどである。

　A、Bのステップで支持的関わりを構築し、Cのステップで指示的関わりにつなげる、支持と指示の切り替えが大切である。

＊図は『精神療法の基本：支持から認知行動療法まで』『ケアする人の対話スキルABCD』を参照した。

②-2 導かれた発見（guided discovery）

POINT
- 患者と治療者が協働しながら、患者が自分自身の経験を通じて答えにたどり着けるよう支援する"協働主義的経験主義"は、認知行動療法の基本のひとつである。
- 治療者は患者に一方的に講義したり、無理に説き伏せようとしたりするのではなく、「導かれた発見（guided discovery）」を通して、患者が新しい観点を見出せるようサポートする。
- 適切な質問、情報提供、直面化、説明、自己開示などをバランスよく用いる。

1. 導かれた発見（guided discovery）とは

　認知行動療法は、協働的経験主義を重視している。協働的経験主義とは、患者が自分自身の体験を通して新しい理解を得たり、問題解決の手段を見つけられたりするようにすることである。このような自己発見を促す治療者のあり方・質問の仕方を、導かれた発見（guided discovery）やソクラテス的質問法（Socratic questioning）と呼ぶ。

　人から一方的に教わったことよりも、自分自身が考えたり体験したりしたことから得た（発見した）ことの方が、その人に深い学びをもたらし、行動変容につながりやすいものである。

　例えば、治療者が「あなたは○○な傾向があるようですね」と言ってしまうのではなく、活動記録表を治療者と患者が一緒に見ながら、「記録表を書いてみて何か気づいたことはありますか？」「気分が上がるのはどういった時なのでしょう？」などと質問しながら気づきを促していく。

2. 導かれた発見（guided discovery）を実践するために

① 症例の概念化

　患者の「発見」を導くためのガイド役を治療者が務めるためには、治療者の頭のなかで患者の問題やセッションが進むべき方向性が見えている必要がある。すなわち、症例の概念化が大切である。

② 良いコーチとしての態度

患者と治療者の以下のような関係性は、患者の効果的な学びにつながりやすい。

- 治療者の親しみやすさ（威圧的でなく、過度にせかし過ぎず、説教をしない）
- 患者が熱心に取り組める配慮（関心にあった課題選択、能力にあったペース配分）
- 創造力（患者と治療者が、固定観念にとらわれず柔軟な発想を持っていること）
- エンパワメント（やる気を引き出す）
- 活動志向的（患者の日常場面で役立つ知識やスキルを扱う）

③ 具体的なスキル

治療者は、適切な質問、情報提供、明確化（こまめなまとめ）、説明やフィードバック、自己開示などをバランスよく用いる。質問をする際には、患者が気づいていないものに気づけるような質問をこころがける。例えば、以下のような質問である。

- 患者の考えの根拠をたずねる
- その時に感じたことや考えたことを具体的に聞く
- 別の解釈ができないかを話し合う
- 長所と短所を比較
- 評価する

質問は、開かれた質問（オープン・クエスチョン）から始め、関心領域に向けて、少しずつ、適度に焦点を絞った質問（クローズド・クエスチョン）としていくことが望ましい（表❶）。また、患者の問題点（うまくいっていない点）だけでなく、患者の長所やうまくできていることも話題にしながら、問題にどう対処していくとよいかを話し合う。治療者と患者がお互いに理解を共有できているか確認することも重要である。

表❶　適度に制約された質問の例（Beck AT・Beck J（2008）より作成）

純粋なオープン・クエスチョン	フォーカスが伝わる質問
• 趣味は何ですか？	• 何をしている時が楽しいですか？
• その時、何を考えていましたか？	• その時、あなたの頭にどのような考えが浮かんでいましたか？
• 治療の目標は何でしょう？	• 何ができるようになったら、あなたは病気が治ったといえるでしょうか？
• どうなりたいですか？	
• その時、どんな気分になりましたか？	• そのように考えると、どのような気分になりますか？

第 I 部
認知行動療法における
共通知識

③概念化と治療計画

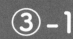

③-1 インテーク・セッション

> **POINT**
> ● 認知行動療法を始める前に、患者の情報を収集する、インテーク・セッションを行う。
> ● 収集された情報は、認知行動療法を実施する上で役立つだけでなく、そもそも認知行動療法の適応となるかどうかを判断する上でも役立つ。

1. インテーク・セッションとは

　インテーク・セッションとは、患者を迎え入れて、基本的な情報を集める最初の面接のことである。予備面接または受理面接とも呼ばれる。適切な治療関係を形成しながら、患者が抱えている問題、現在の機能、症状、これまでの経過などといった情報の収集と評価を行う。患者に認知行動療法の適応と概要を説明する目的も有している。

　インテーク・セッションで得られた情報から、治療者は最初の概念化を行い、治療計画を立てることが可能になる。そこでは、認知行動療法がそもそも適応になるかどうかの判断も含まれる。

　患者には、インテーク・セッションの目的を説明しておく必要がある。

　これまでの治療経過などから、患者に関する情報が既にある程度得られている場合には、インテーク・セッションは省略して初回セッションと兼ねる場合もある。本稿では、患者に関するこれまでの情報がなく、初めて来談した状況を想定して、インテーク・セッションのあり方を記載する。

1 いつ行うか？

　インテーク・セッションは認知行動療法を始める前に行う。つまり、認知行動療法の初回セッションよりも前に実施する。少なくとも1時間程度の時間を費やすことが望ましい。1回で終わることが多いが、複雑な経歴がある患者の場合には、複数回を要する場合もある。

2 インテーク・セッションの目的

　インテーク・セッションの具体的な目的を以下に示す。単に機械的に質問をするのではなく、

患者の語りを丁寧に共感的に聴くようにする。それは良好な治療関係の構築につながる。インテーク・セッションの終了時には、セッション開始時と比較して、患者の気分が軽くなっていることが望ましい。

インテーク・セッションの目的

1. 患者（や家族）との良好な治療同盟形成の最初の一歩とする。
2. 症例の概念化／定式化を行う。得られた情報を整理して問題を明確化する。
3. 重要な問題を明らかにして、大まかな目標を設定する。
4. 診断を確定する。
5. 当該患者に認知行動療法が適切かどうかを判断する。
6. 他の治療（例：薬物療法）やサービス（例：社会資源）が必要かどうかを判断する。
7. 治療構造や治療の流れを患者と共有する。
8. 治療者が認知行動療法を実施することが適切かどうかを判断する。
9. 治療者が適切な「量」の治療を提供できるかどうかを判断する。

---

2. インテーク・セッションの進め方

インテーク・セッションで収集するとよい情報には以下のような内容が含まれる。

インテーク・セッションで把握できるとよい情報

1. 患者のプロフィール（年齢、性別）
2. 主訴（症状、診断）：現在抱えている問題
3. 現病歴：問題の経過、きっかけとなった出来事
   いつから、どのような症状があったか、どのような対応をしてきたか
   （精神科治療歴と効果；心理療法歴、薬物療法歴、入院歴）なども時系列でまとめるとよい
4. 自殺企図の有無
5. 物質使用歴
6. 既往歴：生物学的要因や医学的疾患の影響
7. 家族歴：遺伝学的特質
8. 成育歴：学歴、職歴、社会での活動歴と現状、婚姻歴など
9. 強み／長所
10. 問題リスト（困りごとリスト）

① 事前の情報収集を行う

　患者に会う前からできる限りの情報を集めておくことが望ましい。診療記録、他職種からの情報、これまでに通っていた医療機関などからの情報などである。可能であれば、あらかじめ患者にそれまでに通っていた医療機関等からの情報提供書を依頼する。また、患者に質問紙や自記式の書類への記入を前もって依頼できれば、インテーク・セッションの時間を節約できる。

② 患者への挨拶とインテーク・セッションの目的の説明

　治療者は、患者に自己紹介し、インテーク・セッションの目的を説明する。時間の制約のため、話を遮る場合があることを伝える。付き添いの家族がいる場合、同席するかどうかは患者と話し合って決める。最初はまず患者とだけ会うことが望ましい。家族の同席の有無（部分的な同席も含む）は、患者と協働的に決める。インテーク・セッションの終盤に家族に同席してもらうことは有益なことが多い。

　　「インテーク・セッションを担当する○○です。今日は、△△さんの現在の症状や生活の様子、これまでの経過、子どもの頃から今までの様子などについておうかがいします。今日おうかがいしたことを元に、認知行動療法が△△さんに役立ちそうかどうか、治療チームで検討します。今日は治療のためのセッションではないことをご了承ください」

　　「必要な情報を得るために、話を遮ることもあるかもしれません。もし気に障るようでしたらおっしゃってください」

③ 問診を実施する

　『インテーク・セッションで把握できるとよい情報』を参照に質問をする。事前に収集していた情報についても患者に改めて確認できるとよい。患者が現在抱えている問題（困りごと）を整理するために、問題リスト（次ページ）を用いて、各項目に関する問題を尋ねるのもよい。加えて、患者が日々どのように過ごしているのか（典型的な1日の過ごし方）、現在および過去のさまざまな体験を幅広く知ることが大切である。これにより、治療者は患者の日々の生活についてイメージでき、良好な治療関係の構築につながり、患者の治療全体の目標やセッション内の具体的な目標設定の手助けとすることができる。基本的には、治療者が質問し、患者が答える形で進めるが、温かく共感的な姿勢を忘れないことが大切である。また、セッションの最後では、治療者が知っておいたほうがよいことが他にないか、患者に尋ねるようにする。

問題リスト（困りごとリスト）の例
☐ 生活様式や生活環境に関連する問題　　☐ 家族以外の人間関係に関連する問題
☐ 家族に関連する問題　　　　　　　　　☐ 健康に関連する問題
☐ 仕事・学校における問題　　　　　　　☐ その他の問題

④ 大まかな見立て、治療目標、治療計画、見通しを伝える

　収集した情報についての大まかな理解を患者に伝える。大まかな治療目標を設定し治療計画を伝えることによって、治療に対する患者の希望を高めることができる。その時点での治療方針の見通しを伝えるが、方針の確定には、さまざまな情報や各種の文書（過去の治療者の記録、患者が書いたフォーム、他の報告書等）を見直す必要があるために時間が必要であることも伝える。

　患者が精神医学的な診断を他で受けていない場合には、DSM などの基準に準じて診断を進める必要がある。インテーク・セッションからの情報で診断が可能であれば、それを伝えるが、インテーク・セッションを行った担当者の資格や能力に応じて、また、患者の病態や特性に応じて柔軟・適切に対応する。例えば、重篤な精神病性障害やパーソナリティ障害の患者においては、インテーク・セッションで診断を告げることは慎重にし、診断について話し合うよりは、患者が体験している問題や症状を要約して共有する程度にとどめた方が良い場合も少なくない。

　治療期間がどれくらいかかりそうかを患者に伝える場合もある。典型的な大うつ病性障害の場合、3カ月から4カ月間ほどかかることが多い。慢性的な精神障害やパーソナリティ障害を抱えている場合は、治療は年単位となる可能性もある。

　多くの場合、認知行動療法は週に1回のペースで進めるが、抑うつ症状や不安症状が重篤であったり、自殺のリスクが高かったり、何らかの事情により強力なサポートを必要とする場合はその限りではない。これらをどこまでセッション中に伝えるかは、インテーク実施者の資格や能力、状況により異なる。インテーク・セッションで全て伝えるのではなく、治療チームのなかの適切な者から伝える場合も多い。

⑤ 患者からフィードバックを引き出す

　最後に、患者にインテーク・セッションの感想を尋ねる。

3. インテーク・セッションと初回セッションの間

　治療者は、認知行動療法の初回セッションの前に、インテーク・セッションの報告書と治療計画書を作成する。さらに情報が必要であれば、患者がこれまでに通っていた医療機関等から情報を集める。

そして、治療チーム内で認知行動療法の実施が適切かどうか検討する。認知行動療法を実施する場合、実施しない場合のいずれにおいても、関係者に結果をフィードバックする。これまでに得られた情報、チームでの検討結果をもって、概念化と治療計画の作成を行う（第Ⅰ部③-2『症例の概念化と治療計画』参照）。

③-2 症例の概念化と治療計画

> **POINT**
> - 症例の概念化とは、患者の"見立て"のことであり、患者の"人となり"や問題点などについて、認知行動療法的な視点でアセスメントを行い、治療目標に応じて治療計画を立案することである。
> - 概念化は治療初期から行い、治療の進捗にあわせ随時更新する。
> - 概念化は患者と共有し、随時改訂する。

1. 症例の概念化と治療計画（図❶）

　症例の概念化とは、患者のさまざまな情報をもとに「見立て」を行うことである。カルテ情報、診療情報提供書の内容、インテーク・セッションの内容などをふまえ、患者がどのような人で、どのようなことに困り（診断と症状、現在の問題）、何が症状を持続させているか（持続要因）、長所や強みは何か、患者が治療を通じてどうなりたいと考えているのか（治療目標）、どのようなことが変化すると症状や問題の改善につながるか、などを統合して「見立て」（作業仮説）を行い、どのような方略が治療目標の達成に役立ちそうか治療計画を立てる。

　概念化と治療計画は、患者と共有し、必要があれば修正する。これは良好な治療関係の構築に役立ち、患者が改善に向けて希望を持つことにもつながる。

　症例の概念化は、治療の初期から行うが、治療が進んで新たに情報が入るに従って更新していく。

　概念化は、例えるならばカーナビの地図のようなものである。はじめに患者の現在地点を把握し、次に治療目標という目的地を設定し、経路を考える。その間に生じうる渋滞地点や行き止まりがどこにあるのかという治療仮説を練り、目的地へ至る最適な道のり（治療計画）を立てる。自動車が走り出すと道路状況の変化に合わせてカーナビ情報がアップデートされるように、概念化も治療の進捗によって更新していく。温かい同乗者（治療者）がいて、明確な地図があれば、患者は再び目的地へ向かう希望を持つことができる。

2. いつ行うか

　治療早期（初回面接時）から行う。治療の進捗にともない随時改訂する。

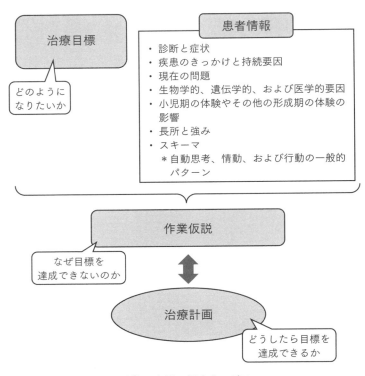

図❶　症例の概念化の流れ

3. 概念化の3つのレベル

概念化は、横断的概念化（記述的概念化、説明的概念化）と縦断的概念化に大別できる（図❷）。横断的概念化とは、現在起きている問題の見立てであり、縦断的概念化は、そういった問題の背景にある患者固有の特徴をあわせた見立てである。

1 横断的概念化

- 記述的概念化

ある状況における患者に起きている心の反応を、自動思考、気分、行動、身体反応の認知行動モデルで理解すること。

- 説明的概念化

疾患の発症要因と維持要因を認知行動モデルで理解すること。
発症要因とは、患者が心身の不調に陥ったきっかけ（ストレス因子）のことである。例えば、業務量の増加や家庭問題など、患者が何らかの変化を強いられるような出来事や、近しい人との不和や別離などの人間関係上の問題などが含まれる。本来、人はストレス因子にさらされて

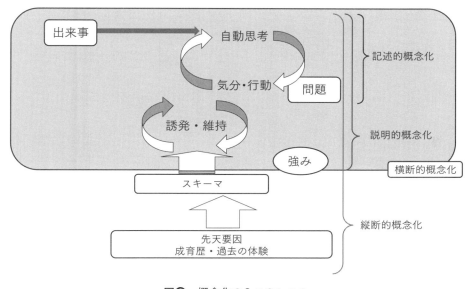

図❷　概念化の３つのレベル

も、本人なりの対処策で困難を乗り切ろうとするが、そういった対処策でも問題を解決できないと、患者は苦痛を感じ、心身の不調の原因になりうる。

維持要因とは、患者の症状や問題を持続させている要因のことである。患者の認知や行動パターンである場合もあれば、金銭問題や人間関係などといった現実的な問題であることもある。

② 縦断的概念化

縦断的概念化では、以下の要素などを考慮する。

- 生物学的要因・遺伝学的要因

既往歴、家族歴（特に精神疾患）、病前性格など。

- 幼少期からの体験

患者の認知・行動パターンの形成に関連した可能性がある体験を把握する。人は、身近な人物との関係性（特に幼少期のおける肉親との関係性）や、大小のライフイベントを通じて、自分自身や世の中に対する物の見方（認知・行動パターン）を形成するものである。患者から見た家族の印象や生活環境を尋ねたり、友人関係、学歴、課外活動、趣味などを聴いたりすることは、患者が体験してきた世界を理解する手助けになる（ただし、患者の過去の記憶には事実と異なる患者の主観が含まれている可能性も注意する）。

- 親や同胞などの幼少期からの結びつきの強い人物からの情報

必要に応じて、本人だけからでなく、家族等から情報を集めることも患者理解に役立つ。

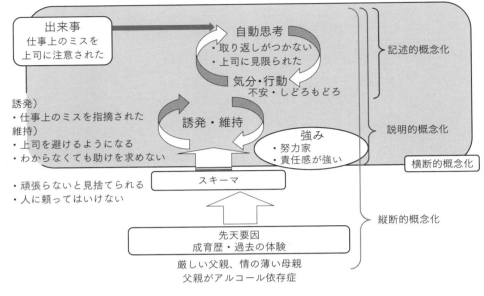

図❸　3つの概念化のレベル（例）

- 長所・強み

　患者の長所や強みに関する情報を集めることは、患者の自己効力感を高め、治療の成功に役立つ。患者の性格、人間関係、周囲からのサポート、リソース等を把握する。患者自身が気づいていない長所や強みにも目を向けるよう努める。

　長所や強みの例：責任感が強い、頼れる友人の存在、実家が近所にあって支援的である、職場の手厚い制度、趣味を持っている、など

　こうした情報を元に、患者のスキーマ仮説をたてる（第Ⅱ部②-7『スキーマ』参照）。横断的概念化、縦断的概念化の具体例を図❸に示した。

4. 事例概念化（定式化）ワークシート（68ページ参照）

　事例概念化（定式化）ワークシートは、上記1.～3.の内容を体系的にまとめ、情報を過不足なく収集することに役立つ。各項目を記載する際のポイントを示す。

- **患者背景**：年齢、性別など。概念化に必要な最小限の背景情報でよい。
- **診断／症状**：DSMやICDに基づいた診断や、問題となる症状を記入する。評価尺度を用いた際にはその点数も記載しておくと役立つ。
- **形成期の影響**：成育歴の概略のほか、患者の特性に影響を与えている背景（家庭環境や大きなライフイベントなど）を記載する。
- **状況的な問題**：いわゆる現病歴を含め、次の点を中心に記載する。発症要因（いつ、どういうきっかけで今回の症状が始まったか）、その後の経過、経過に関係する状況的問題、

現在の問題、問題の持続要因など。また、治療歴や認知行動療法を受けることとなったきっかけも記載する。

- **生物学的、遺伝学的および医学的要因**：既往歴（身体的、精神的）、併存疾患、家族歴などを記載。
- **長所／強み**：治療や回復に活かせそうな患者の長所や強み、支援体制などを記載。
- **治療の目標**：患者の視点で治療の目標を立てる。例えば、解決したい問題や困りごと、改善できるとよい事柄、変わりたい・変えたい事柄などを記載する。

  「この治療で良くしたいことはなんですか？」

  「この治療が終結する頃には、どうなっているとよいと思いますか？」

などの質問が役立つ。大きな目標と、大きな目標に到達する過程の小さな目標の両方を検討するとよい。

- **出来事／自動思考／情動／行動**：患者から話を聴く中で語られた、ストレスフルな出来事（状況）と、それに対する患者の反応（自動思考・情動・行動）をいくつか記載する。
- **スキーマ**：上述の情報から浮かび上がってきたスキーマ（の仮説）を記載する。
- **作業仮説**：上述の情報を踏まえて、認知行動モデルに則った、患者の全人的理解（横断的概念化と縦断的概念化）を記載する。簡潔な申し送りのイメージである。
- **治療プラン**：治療目標と作業仮説をふまえて治療計画を立案する。ここでは、認知行動療法的アプローチだけでなく、薬物療法や環境調整などを含めた包括的治療方針を記載する。成育歴（発達の問題）や治療関係等も考慮する。

概念化ワークシートの例を次ページに示す。ワークシートには、http://psy.keiomed.jp/pdf/cbt_05.pdf　http://psy.keiomed.jp/pdf/cbt_06.pdfで公開されているようなフォーマットもある。

5．文化的配慮

症例の概念化と治療計画の上では、文化的な配慮が大切である。ここでいう"文化"とは、ある人が所属する集団がもつ価値観・慣習・行動パターンなどを指す。ここでいう"集団"とは、その人が属するさまざまな属性やコミュニティ（年齢、性別、家族、職業、地域など）を指す。

治療者は患者の文化的理念（価値観・慣習・行動パターン）を理解するとともに、治療者自身の文化的理念を意識し、治療者の価値観を患者に押し付けないよう注意する。

認知療法・認知行動療法事例概念化（定式化）ワークシート

患者背景（年齢・性別）：	日付：

診断／症状

形成期の影響：

状況的な問題： 発症要因 活性化要因（持続要因）

生物学的、遺伝学的および医学的要因

長所／強み：

治療の目標：

出来事1	出来事2	出来事3
自動思考	自動思考	自動思考
情　動	情　動	情　動
行　動	行　動	行　動

スキーマ

作業仮説

治療プラン

認知療法・認知行動療法事例概念化（定式化）ワークシート（記入例１）

患者背景（年齢・性別）：Ｏさん（28歳女性）	日付：

診断／症状
第Ⅰ軸：大うつ病性障害（単一エピソード）中等症
第Ⅱ軸：なし　　　第Ⅲ軸：なし　　　第Ⅳ軸：職場異動　　　第Ⅴ軸：GAF＝55
主な症状：抑うつ気分、集中力の低下、億劫感、不眠、遅刻の増加、動悸
QIDS-SR：14

形成期の影響：
　両親と妹、弟。祖父母健在。商売をしている父親は、男の子を望んでいた。長女である本人が生まれてガッカリした面はあるが、小さい頃から優秀であったことから期待が大きかった。両親の期待通りに勉学に励み、地元の高校を優秀な成績で卒業して国立大学へ進学。成績はよく、友人関係も特に問題なかった。大学卒業後、電機メーカーに総合職として就職。現在までに数回異動はあったが、特に問題なく働いてきた。一人暮らし

状況的な問題：
発症要因
・2か月前に健康機器部門に異動
・新しい分野でわからないことが多かった
・1か月前に上司から「わからないのなら早く言いなさい、それではだめだ」と言われ落胆した
活性化要因（持続要因）
・上司や同僚は年が離れた人が多くて、仕事内容について会話する機会をもてていない
・仕事量も多く、作業効率が落ちており、残業が増えている
・不眠があり心身が休まらない

生物学的、遺伝学的および医学的要因
特記事項なし

長所／強み：
まじめで根気強い、能力がある、責任感がある、友人が多い

治療の目標：
1）仕事を以前のように効率よくできる
2）遅刻をなくす（生活リズムを整える）
3）自信を取り戻す
4）以前のように生活を楽しめるようになる

出来事１	出来事２	出来事３
異動の際、前の上司から、現在の上司に「この子はできるよ」と紹介され、「期待しているよ」と言われた	仕事でわからないことについて、同僚の一人（一般職）に質問したら、わからないと言われた	産業医面談で精神科を紹介された
自動思考	**自動思考**	**自動思考**
前の職場と同じことを求められても、自分には応えられない。新しい上司の期待にこたえられない	私は嫌われている 自分で解決しないといけない	精神科だなんて情けない 自分がきちんとしていればこういうことにならなかったはずだ

認知療法・認知行動療法事例概念化（定式化）ワークシート（記入例1）（つづき）

情　動	情　動	情　動
不安	悲しみ、孤独感	悲しい、恥ずかしい

行　動	行　動	行　動
（勤務時間を越えて仕事をする）	他の人に相談せず、自分ひとりでこなそうとする	家で一人でくよくよする 受診を躊躇する

スキーマ
優秀でなければ愛されない
常に相手の期待に応えなくてはならない
何でも自分でやらないといけない

作業仮説
- 幼少期、勉強や手伝いをすることで、両親にかわいがられ、「優秀でなければ愛されない」「常に相手の期待に応えなくてはならない」と考えるようになった。その考えは、本人の勤勉さや責任感の強さをもたらし、学校や前の職場での高い評価につながって来たが、「評価されること」に対する過敏さにもつながっている
- 異動の際に、上司から「できる人」「期待している」と言われたことが、本人の「常に相手の期待にこたえなければならない」という考えと結びつき、過度のプレッシャーにつながり、精神変調をきたすようになった
- 同世代の同僚がおらず、「自分ひとりで仕事を仕上げなくてはならない」という考えもあるので、周囲に相談できず、孤立感を深めている
- 未経験の仕事であるにもかかわらず、着任当初から「十分な実績を上げなければいけない」「仕事のことがよくわからない自分はだめだ」と考え、自信を喪失している
- 休みの日にも仕事のことを考えてしまい、楽しみの時間を持てなくなっている

治療プラン
遅刻をなくすために……
- 適切な睡眠・生活に関する**心理教育**を行う（テキストを用いる）
- **活動記録表**を用いて、生活リズムを整える
- **薬物療法**も考慮する
仕事を以前のようにできるようになるために……
- **問題解決技法**を習得し、仕事を効率よくこなす方法を身につける
- **アサーションを含む上手なコミュニケーション技術**を身につけ、上司や先輩・同僚と上手にコミュニケーションをとり、手助けを得られるようにする
- コミュニケーションにおける**非機能的な認知を同定**し、必要に応じて認知再構成を行う
自信を取り戻すために……
- **うつ病の心理教育**を行う（テキストを用いてもよい）
- **認知再構成法**を用いて、自分を責める考え方への対処法を学ぶ
- **活動記録表や行動活性化の技法**を用いて、小さくても達成できる事項を増やす
楽しみの時間をもつために……
- **活動記録表や行動活性化の技法**を用いて、楽しみの時間を持てるようにする
- **認知再構成法**を用いて、楽しむことを阻む考え方への対処法を学ぶ

GAF : Global Assessment of Functioning（機能の全体的評定尺度）
QIDS-SR : Quick Inventory of Depressive Symptomatology（簡易抑うつ尺度）

認知療法・認知行動療法事例概念化（定式化）ワークシート（記入例2）

患者背景（年齢・性別）：Kさん（48歳女性）　　　　　　　　　　日付：

診断／症状
抑うつ、不眠、パニック発作あり

形成期の影響：
- 同胞2名中第2子（兄、本人）。幼少期から真面目で物事には一生懸命取り組む
- 男子は良い学校に行って良い就職を、女子は家を守るもの、という考えの両親のもとで育った
- 高校卒業後、進学を考えたが、両親に反対されて進学を諦め、地元の銀行に事務職として就職
- 22歳で職場の同僚と結婚して退職。24歳で長男出産。子供3人。長男は就職し独立。次男は他県の大学へ進学して一人暮らしをしている。長女は大学受験を控えた高校生。夫と長女と三人暮らし
- 他人から何か依頼されると断れず、無理をしてでも引き受けてしまう
- 人当たりがよく、友人が比較的多い

状況的な問題：
発症要因
- 一年ほど前に近所に住んでいる母が体調を崩し、自宅と実家を行き来して世話をする生活。春から娘が受験生となり、介護と娘のサポートに追われる日々となった。半年前、母に呼ばれて急いで実家に向かう途中に過呼吸症状が出現した。内科を受診するが検査では異常なく、「ストレスのせい」といわれた。過呼吸症状は一度きりであったが、「また苦しくなったらどうしよう」という心配が消えず、必要最小限の買い物や実家に出向く以外は外出を控えて家で過ごすことが多くなった。また、眠りが浅く、疲れやすくなった。家事をこなすことが難しくなり、このままではいけないと思って精神科を受診。主治医より服薬を勧められたが抵抗があり、カウンセリングを勧められ、認知行動療法の導入となった

活性化要因（誘発・持続要因）
- 母の介護、娘の受験、日々の家事に追われる日々
- 母に突然呼び出されることがあり、長時間家をあけることが難しくなった
- 娘が受験生となり、健康管理やスケジュール管理など気が抜けない
- 母の介護、娘の世話、過呼吸への恐れのために、友人との外出や趣味ができなくなっている
- 家のことは自分でこなさなければならないと思っていて、家事や娘のこと、また母のことに関する手伝いを夫には頼めない

生物学的、遺伝学的および医学的要因
特記事項なし

長所／強み：
まじめ、控えめだが周囲に対して配慮ができる、粘り強い、思いやりがある

治療の目標：
1）ぐっすり眠れるようになりたい
2）明るい気持ちで過ごしたい
3）自分自身の生活を楽しめるようになりたい

出来事1	出来事2	出来事3
母の薬を取りに行った際、隣の店で必要なものを買うのを忘れた	友人にランチに誘われた	長女の成績が良くなかった

認知療法・認知行動療法事例概念化（定式化）ワークシート（記入例2）（つづき）

自動思考	自動思考	自動思考
自分は頭も要領も悪い。こんな状態では、受験本番の際、きちんと娘の世話をしてあげられないのではないか	・出かけている間に母に呼び出されるかもしれない。そうしたら、友人に迷惑をかけてしまう ・娘が勉強を頑張っているのに、私だけ楽しんではいけない	私のサポートが足りないせいだ。もっと私が支えなければいけない。このままでは娘が受験に失敗してしまう
情　動	情　動	情　動
落ち込み、がっかり、不安	不安、自責感、絶望感	自責、焦り
行　動	行　動	行　動
自分を責める	誘いを断ってしまう	何に手をつけたらよいかわからず、そわそわする

スキーマ
自分は要領がよくないので、いつもちゃんとやらなくてはいけない、手を抜いてはいけない
人に頼ってはいけない
家庭内のことはすべて妻が切り盛りするべきだ
常に、家族の要望に応えられるようになければいけない

作業仮説
　自信がなく、自分の能力が低いという認識が根本にある。せめて家庭内のことをきちんとするのが自分の役目、という思いが強く、人に頼らず一人でこなそうとする傾向がある。過呼吸様発作を起こし、自身の健康面への不安が高まり、外出を含め活発に動くことへの恐怖感が生じるようになった。家事に加えて、受験生の娘の世話と母の介護がありオーバーワークになっている。家庭のことは自分一人でこなさなくてはならないという重いが目に、夫に全く頼らず一人でこなそうとしてさらに過労になっている。娘の健康管理に緊張感を持つようになったのに加え、の体調も芳しくなく呼び出される頻度が増え、常に気が張った状態である。オーバーワークと外出恐怖のために、友人との懇談や趣味の機会がなくなり、気分転換がさらに難しくなっている

治療プラン
①薬物療法（抗不安薬や睡眠薬により、過緊張を緩和し、睡眠を支援する）
②環境調整（夫と相談して家事を少し分担する。母の介護サービスを検討する）
③行動活性化（活動記録をつけ、優先順位をつけて負担を減らし、楽しみの時間を持つようにする）
④思考記録表を用いた認知の修正と自己評価の回復（頼ることへの罪悪感の軽減）

第 I 部

認知行動療法における
共通知識

④導入から終結まで

④-1 初回セッションの進め方

> **POINT**
> - 患者との間に良好な治療関係、信頼関係を形成する。
> - 認知行動療法の構造と進め方について患者に理解してもらう。
> - 概念化と治療計画のために必要な情報を集める。
> - 疾患と認知行動モデルの心理教育を行う。
> - 患者の抱える問題に対応した治療計画を伝える。
> - 不安を軽減して希望を与える。

1. 初回セッションとは

　初回セッションは、認知行動療法の第1回目のセッションである。重要なのは、良好な治療関係を形成すること、認知行動療法の概略と構造を理解してもらうこと、それらを通して治療目標を達成するために患者に積極的に治療に関わるよう促すことである。認知行動療法は良好な治療関係が土台となる。初回セッションは患者の不安が高いことが多いため、良好な治療関係の構築を特に意識する必要がある。患者から信頼が得られるよう、温かい雰囲気で患者を迎え、精神療法の共通要素（共感、誠実、敬意）に気を配る。患者の話を傾聴し、問題点の整理を行う。患者の体験を聴くことは、病歴聴取（情報収集）の目的だけでなく、問題点を整理し、患者さんのつらさに理解を示し、信頼関係を構築することに通じる。精神療法の共通要素や傾聴については、第Ⅰ部②-1『精神療法の基本要素——基本的な治療的コミュニケーション』を参照されたい。

2. 初回セッションの具体的内容

　初回セッションは、患者が認知行動療法セッションの「構造」を具体的に体験できる初めての機会であり、治療者側もセッションの構造化を十分に意識する必要がある。以下、その構造にそって各項目を記載する。なお、ここでの記載は、認知行動療法を受けるために初めて患者が来談し、基本的には認知行動療法担当者が主治医やインテーク・セッション実施者と異なる場合を想定している。インテーク担当者と認知行動療法担当者が同じで、既に十分な情報収集

ができている場合は、一部簡略化できる。

① チェックインとブリッジング

挨拶と自己紹介を行った後、インテーク・セッションから今日までの様子について簡単に尋ねる。

② アジェンダ設定

セッションのアジェンダ設定を行う。アジェンダ設定を行う初めての機会であるので、アジェンダ設定に関する説明とその目的も説明する（第Ⅰ部④-3『アジェンダ設定』を参照）。アジェンダは患者と治療者が協働的に決定するものであるが、初回セッションでは治療者が主体的に決めることが多いであろう。

> 「毎セッションの初めに何を話し合うかを決めます。アジェンダと呼びます。○○さんと話し合いながら一緒に決めていきますが、○○さんにとって、どんなことを話すと役立ちそうか、○○さんも考えてきてください。今日は初回ですので、私の方から提案します。今日は大きく3つのことをします。まず、認知行動療法について説明します（アジェンダ①）。次に、今お困りのことやこれまでの経過について、改めて整理させてください（アジェンダ②）。それに対して、認知行動療法がどんな風にお手伝いができるかをお話ししたいと思います（アジェンダ③）」

③ 認知行動療法の構造と進め方を説明する（例におけるアジェンダ①）#2

認知行動療法の構造と進め方について、セッションの全体像を伝える。患者が認知行動療法に全く馴染みがない場合は、それらについて初めから説明する。患者にある程度の知識がありそうな場合には、まず患者が認知行動療法をどのように理解しているかを尋ね、その回答に基づいて補足説明する。

> 「認知行動療法の進め方をご説明します。治療は毎週1回○○分計○○回行います。毎セッションの初めに話し合うテーマを決め、決めたテーマにそって、そのセッションを進めます。たくさん話したい時もあるかもしれませんが、時間を上手に使って話す練習も、病状の改善に役に立ちますのでご理解ください。セッションの後半では、その日に話し合ったことをまとめ、次のセッションまでに取り組んでいただきたいことを話し合います。それをホームワークと呼びます」

④ 病歴聴取と問題点の整理（例におけるアジェンダ②）

　インテーク・セッションと認知行動療法の治療者が同一の場合、インテーク・セッションの情報をまとめた理解を患者に伝え、訂正がないかどうかやその後の様子を尋ねる。インテーク・セッションと異なる治療者が担当する場合は、現在の問題点や、病歴や生活歴について再度大雑把に確認する。既に収集できている情報と照らし合わせ、その時点での概念化を行い、治療計画を立てる。

　　　「担当医／インテーク担当者から概略はうかがっていますが、もう一度整理しておきたいと思います。○○さんが今お困りのことを簡単にお話しいただけますか？」

　問題点を整理して、概念化や治療計画を患者にフィードバックする際には、「出来事－認知－気分・行動」にあてはめて行うと良い。そうすることで、患者も自然な形で認知モデルを体験することができる。初回セッションで情報を十分に聴取しきれなかった場合には、その時点での治療者の理解をフィードバックし、解決の方向性を示唆し、次回も引き続き話を聞いていくことを伝える。

病歴聴取と問題整理のポイント
- 患者を全人的に理解する。患者の“人となり”が概ね想像できるイメージ。
　（ただし、生育歴については、患者の想起が偏っている場合もあるので注意する）
- 患者の1週間の様子、1日の様子がおおむねわかる。
- 「出来事－認知－気分・行動」の関連に重点をおいて話を聴く。
- 「出来事－認知－気分・行動」の関連を強調して患者にフィードバックする。

---

⑤ 心理教育（例におけるアジェンダ③）

　患者の疾患や状態像（例：うつ病）、および、認知行動療法に関する心理教育を行う。一律に説明するのではなく、患者の困りごとや体験に沿った形で説明することが望ましい。患者向けの資料などを用いて、症状や認知行動モデルを説明する。適宜、患者の理解を尋ね、不足があれば補う。患者の体験を例にして、「出来事－認知－気分・行動」のスパイラル（認知行動モデル）、疾患の特徴的な考え方（否定的認知の3徴など）や行動パターンなどを説明する。最近のつらい出来事を具体的に一つ挙げてもらってそれを題材に説明する方法や、セッション中の気分や考えを尋ねる方法がある。初回セッションの中で気持ちが楽になるという体験ができることが重要である。

　　治療者：今日の面接が始まる前、待合室ではどのような気分でしたか？

患者：緊張していました。

治療者：緊張しますよね。その時どのような考えが頭に浮かんでいましたか？

患者：こわい先生だったらどうしよう？って考えていました。

治療者：心配させてすみません（笑顔）。今もまだ待合室と同じように緊張していますか？

患者：まだ緊張してはいますが……面接前ほどではないです。

治療者：良かったです（笑顔）。今お話しいただいたように、「こわい先生だったらどうしよう？」と考えると緊張するように、考えと気分はつながっているのです。また、面接室に入る前はこわいイメージがあったけれども実際に会ってみたらそうでもなかった、というように、「考え」を現実に照らしてみると、頭のなかで考えていたほど悪くはなかった、という経験をよくするものです。このことをもとに、これから認知行動療法についてもう少し説明しますね。

　初回セッションで十分な心理教育を行えなかった場合は、ポイントを簡単に解説しながら資料を手渡し、次セッションまでに読んでもらうことをホームワークとしてもよい。次セッションで再度説明する。

⑥ ホームワーク

　ホームワークの重要性を説明し、その上でホームワークを設定する（第Ⅰ部④-5『ホームワーク』参照）。初回セッションのホームワークは、心理教育資料を読む、治療ノートを作る、などとなることが多い。ホームワークは患者と治療者が協働的に設定するが、初回のセッションでは治療者主導となることが多い。

　　「毎セッションの最後に次セッションまでにやってくることを決めます。ホームワークといいます」

　　「ホームワークはとても大切で、セッションで話し合うだけでは、治療は1週間に50分間しかできませんが、セッションとセッションの間にホームワークに取り組むことで、その間も治療を受けているのと似たような状態となって治療の効果が出やすくなります」

　　「治療ノートを作ることをお願いしています。セッションで話し合ったことをメモして見直したり、日常で困ったことや気づいたことを書き留めて、セッションで話し合う手助けにしたりします」

⑦ セッションをまとめフィードバックを求める

　話し合ったことをまとめ、患者からフィードバックを求める。ポジティブなものに加えてネガティブなフィードバックも尋ねておく。率直なフィードバックも治療の役に立つことを伝える。

「これで初回セッションは終わりです。いろいろ話して、ご感想・ご気分はどうですか？」
「役に立ったこと、気づいたことはありますか？」
「わからないこと、納得がいかないことはありますか？」
「ほかにうかがっておいた方がいいことはありますか？」

⑧ 次回への橋渡し

　次回への橋渡しとして、開始前に症状評価アンケートを回答すること、セッション始めにアジェンダ設定をすること、感想や疑問点は随時伝えてほしいことを伝え、初回セッションを終了する。

「次回は、セッションが始まる前に、うつ症状のアンケートをつけてください」
「時間を有意義に使うために、セッションのはじめに、そのセッションでどのようなことを話し合うかを、一緒に話し合って決めましょう。○○さんが話し合うと役に立つと考えられることがあれば、その都度おっしゃってください」
「わからないこと、腑に落ちないことがあれば、次回また教えて下さい」

④-2　目標設定

POINT
- 目標は初回セッションの終盤または2回目までに設定する。
- 患者の問題に関連した目標を具体的に設定する。
- 定期的に目標を見直し、必要に応じて修正する。

1. 目標設定とは

　目標設定とは、患者の症状や困りごとのなかから、認知行動療法のセッションを通じて解決したい事柄を決めることである。治療者は患者の強みや長所を考慮しながら、認知行動療法で目指す具体的な成果を、患者と治療者が協働で設定する。明確な目標設定は、治療の方向性を明確にし、セッションの継続性を高め、セッションの時間の有効活用に役立つ。また、患者と治療者が治療の進捗を確認し、治療による変化を客観的に評価する助けとなる。

2. 具体的内容

① いつ行うか？

　最初の目標設定は、初回セッションの終盤か、遅くとも2回目のセッションまでに行う。目標のリストを作成して、患者と治療者が合意をする。その後は、治療者と患者の間で定期的にリストを見直して進捗を確認したり、必要に応じて修正を加えたりする。この見直しと修正は、少なくとも4セッションごとに行うことが望ましい。

② 目標設定の進め方

①目標を設定する意義を伝える。
②患者が望む大まかな目標を引き出す（例：もっと自信を持ちたい、気分が楽になりたい）。問題（困りごと）リストなども参考にする（第Ⅰ部③-1『インテーク・セッション』参照）
③大まかな目標につながる、具体的な目標設定の方法について心理教育を行う。

- 目標が大き過ぎたり、曖昧だったりすると、圧倒されて取り組む意欲が減退してしまう
- 目標を小分けで具体的にすると取り組みやすくなる
  例）「気分良く過ごす」⇒気分の良い自分の状況を具体的にイメージする
- SMART な目標は実現性が高い（具体的 specific、測定可能 measurable、達成可能 achievable、大目標に関連している relevant、時間設定がある timed）

④具体的な目標を立てる。SMART な目標を意識する。
- 測定／達成可能な目標
  例）「生活を楽しめるようになる」→「趣味のフットサルを再開する」
- どの程度その行動ができたら良いかが明確な目標
  例）「趣味のフットサルを再開する」→「週1回フットサルに参加できるようになる」
- 期限が設定された目標
  例）「授業に参加する」→「春学期中に週3日授業に参加できるようになる」
- 他者ではなく自分が変わる目標（他者が関わる場合は、他者に対する患者自身の行動を目標にする）
  例）「夫が育児に参加するようになる」→「夫と育児の分担について話し合う」
- 否定形でなく肯定形の目標
  例）「留年したくない」→「進級に必要な出席と単位をとる」

⑤目標に優先順位をつける。
  目標が複数ある場合には、以下を優先することを検討する：
- より重要な目標（患者の気分や生活状況の改善に密接している）
- 短期間で達成できそうな目標（達成に時間を要する目標ではなく）
- その他の目標の前提条件になっている目標

目標設定の例

治療者："この治療を通してどうなりたいか"という目標を明確にすることで、そのために役立つスキルを検討することができます。最初に目標を設定しておけば、この後で治療がうまく進んでいるかを一緒に確認することもできます。そこで、認知行動療法での治療目標をいくつか設定したいと思うのですが、○○さんは、この治療を通じて、どんなふうに過ごせるとよいか、何か目標はありますか？（目標設定の根拠を伝え、大まかな目標を引き出す）

患者：生活を楽しめるようになりたいです。今は家にいてひとりで。何もしていなくて。大学に行ってもいないからこの先のことも心配で。

治療者：家にひとりでいると気持ちも沈みますね。単位や卒業も心配ですよね。○○さんにとって、生活を楽しめるというのは、何か具体的なイメージがありますか？（大まかな目標を具体化する）

患者：前は大学にもちゃんと行っていたし、フットサルもやっていました。今思い返すと、楽しかったな。

治療者：大学に行って、フットサルもできると、気持ちも晴れそうですね。

患者：そうですね。そうなるといいです。

治療者：では、もう少し具体的にみてみましょう。目標は、達成に時間がかかる長期的なものと、比較的早く達成できる短期的なものとがあります。いつまでにどのくらいできるとよいか、といった視点で考えると取り組みやすくなります。大学に行くこと、フットサルをすることをこうした視点で考えると、どうでしょうか？（具体的目標設定の心理教育を行い、ポイントを示す）

患者：うーん。両方は急には難しそうです。まずはフットサルかなぁ。以前は週3くらいでやっていたのですが、今は無理そうです。まずは週1回、定期的に参加できるようになりたいです。

治療者：フットサルに定期的に参加できるようになるために、必要なことはありますか？

患者：体力が心配です。生活が乱れているので時間通りに行けるかも心配です。しばらく行っていないのでスケジュールがわからないし、知らない人が増えていたら嫌だなぁとかも考えます。

治療者：心配がいくつもあるのですね。取り組みやすそうなことからひとつずつ一緒に考えていきましょう。（治療者の中では、生活リズムや体力アップのための行動活性化、友人と連絡をとる際に認知再構成など、フットサル再開のための段階的課題設定を想定した）

3. 目標設定のトラブルシューティング

　次のような場合には、目標の修正が必要である可能性がある。患者がホームワークに取り組んでいない、症状に改善がみられない、治療への不満を表明している、などである。このような場合、当初の目標を見直し、目標に対して患者がどのように思っているかを尋ね、必要に応じて目標を修正したり、新しい目標に変更したりする。その際、目標の修正が、患者にとって「失敗」と感じられることがないよう配慮する。また、当初設定した目標は、治療期間中にすべて解決しなければならないわけではないことにも注意が必要である。目標に向けた取り組み方が習得できていれば、治療が終了した後に患者が取り組みを続けることで目標に到達することができる。

アジェンダ設定

POINT
- 患者の問題を整理したうえで、概念化にそって、協働的にアジェンダ設定を行う。
- セッション開始後、5～10分以内にアジェンダ設定を行う。
- チェックインの際に優先事項に該当しないか、留意する。
- 別のアジェンダに移る場合には、患者に確認の上で行う。

1. アジェンダ設定とは

　アジェンダ設定とは、患者と治療者が、当該セッションで話し合う内容を決めることである。治療の進捗、前回のセッション内容、前回セッションから今回までの生活や出来事、ホームワーク、患者の状態などをもとに、患者と治療者が協働して設定する。通常は1つ、多くて2つ程度である。アジェンダは、患者の概念化と治療目標に添って、取り組むべき課題や扱うことが望ましい内容を加味し、気分や困りごとの解決につながる内容にする。アジェンダ設定をすることにより、毎回のセッションを構造化でき、セッションの時間を有効に使うことができる。認知再構成法や行動活性化などのスキル自体をアジェンダにするのではなく、患者が困っているテーマや問題点をアジェンダとして設定する。

2. 具体的内容

1 いつ行うか

　アジェンダ設定はセッション開始から5分、遅くとも10分までに行うことが望ましい。

2 アジェンダ設定のポイント

　アジェンダ設定を行う際には下記の点に注意する。

1. アジェンダは協働的に設定する。初期は治療者主導で設定するが、徐々に患者自ら設定できるよう促す

　認知行動療法の開始当初は、患者は何を話したらよいのか戸惑うことや、自分が何に悩んでいるのか明確には意識していないことが多いため、治療者主導でアジェンダを設定する。そうすることで、患者に対してアジェンダ設定のロールモデルを示すことができる。治療者が提示したアジェンダであっても患者の同意が必要である。セッションを重ねて、アジェンダ設定に馴染んできたら、患者側から取り上げたいアジェンダを提案してもらい、徐々に主導権を治療者から患者に移していく。患者自らがアジェンダを設定できるようになると、治療にも主体的に関わることができるようになる。

　　　初期セッションでの説明例
　　　「認知行動療法では、セッションの始めに、今日話し合うと役に立つと思うことを一緒に決めます。これは、限られたセッションを有効に使うことにも役立ちますし、どんなふうに困りごとに取り組んでいくかを見えやすくすることにも役立ちます」

　　　典型的な問いかけ
　　　「今日一緒に話し合うと役立ちそうなこと、話し合って解決につながるとよさそうなことはありますか？」

2. 治療全体の目標や進捗を踏まえて設定する

　アジェンダは、治療目標の達成に役立つことが大切である。症例の概念化と治療計画を念頭に置く。

3. 具体的であり、1回のセッションで取り組みが可能であり、患者の気分の改善につながる内容である

　治療目標と同様に、各セッションのアジェンダも具体的である必要がある。アジェンダが決まり、背景にある問題がわかると、そこで用いる認知行動的技法が決まってくる。

4. 優先事項に注意する

　患者の安全に関わる事項や、治療の進捗に関わる事項（③参照）については、優先的にアジェンダに設定する。セッション開始前に記入した評価尺度や、チェックイン時の情報から判断する。

③ アジェンダ設定の優先事項

　以下の問題がみられた場合には、優先的にこれらをアジェンダに設定する。これらは、患者の安全に関わるため緊急度が高く、またセッションの進行を滞らせるものだからである。これらがみられた場合は、治療者側から話題にしてアジェンダとする。

- 自殺・自傷に関すること（例：絶望感、不安、不眠、アルコール、自傷他害行為）
- 治療の継続に影響しうる生活上の致命的な問題（例：期限のある決定事項、失職、虐待、物質乱用）
- 治療や治療者に対する陰性感情、治療を妨害する行動（例：頻回なホームワークの不履行、繰り返しの遅刻、治療の停滞、治療者との不和）

3. アジェンダ設定のトラブルシューティング

アジェンダ設定がうまくいかない場合と、その対処法を記す。

- アジェンダ設定の前に患者が話し始めてしまう

  患者の話にまずは共感を示しつつ、「時間を有効に使うためにアジェンダ設定する」ことを提案する。それでもなお患者が話し続けることが繰り返される場合には、アジェンダ設定の重要性について今一度心理教育を行う。アジェンダの候補を書き出してくるホームワークを出す方法もある。

- 設定したアジェンダが曖昧

  設定したアジェンダが曖昧だと、有効な介入につながりにくいため上記の「② アジェンダ設定のポイント」に留意して設定し直す。

- 患者から提案されるアジェンダがない、または少ない

  患者の困りごとや治療目標を確認する。アジェンダ設定に関する理解と考えを尋ねる。

- アジェンダが複数ある場合、または変更する場合

  アジェンダ項目が複数あげられた場合は、患者と治療者が協働的に優先度をつける。一度決定したアジェンダを話し合っている途中で、もっと重要な課題が出てきた場合には、アジェンダを変更するかどうか、患者と治療者が話し合う。現在のアジェンダをまとめたうえでアジェンダを変更する。

- 設定したアジェンダから話題が外れていってしまう

  共感的な態度を保ちながら、いったん話題を遮り、アジェンダに戻ることを提案する。

- アジェンダ設定をしたが、困りごとの改善につながらない

  概念化や治療目標と照らし合わせ、中核的でなく周辺的な話題に終始していないかを確認する。患者が中核的な問題に取り組む心の準備が整っていない可能性も考慮する。

④-4 認知行動療法を患者に紹介する（socialization）

POINT
- socialization とは、患者に認知行動療法を理解してもらい、"馴染んでもらう"ことである。
- できるかぎり患者の体験に沿う形で、症状、認知行動療法の概略、治療方針などを含めて、認知行動療法の説明を行う。
- 治療者が心理教育を行った際には患者にフィードバックをもらい、協働関係の構築に努める。

1. 認知行動療法を紹介する（socialization）とは

　認知行動療法では患者が主体的に治療に取り組むことが重要である。精神療法（カウンセリング）を、治療者からアドバイスをもらう場所であるとか、患者が好きなように話して気持ちを発散する場所である、などと考えている患者もいるが、認知行動療法はそうではないことを、患者に理解してもらう必要がある。そのために、患者には、認知行動理論の概略、治療構造、患者に期待される役割、などを理解してもらう。これを socialization（認知行動療法に慣れ親しんでもらうこと）という。

2. いつ提供するか？

　初回セッションから行う。初回セッションの重要度が高いが、進捗に応じて随時行う。

3. 具体的な内容

① 事前準備

　治療者は、初回セッションの前に、インテーク・セッションの内容など事前にわかっている情報を確認する。具体的には、患者が抱えている問題、症状、現在の機能レベル、病歴などを踏まえて、患者ひとりひとりにあった socialization のあり方を工夫する。

② 構造や内容について説明する

　認知行動療法の構造（週1回50分×16回、など）に患者が参加可能かをあらかじめ確認する。セッション全体、1回のセッションにも構造があることを説明する（詳細は第Ⅰ部①-3『認知行動療法全体の構造』、①-4『1セッションの構造』参照のこと）。認知行動療法においては、患者自身が認知行動モデルを理解し、治療者のサポートを得ながらも、自ら問題を解決するよう、主体的に治療に取り組んでいくことを理解してもらう。

③ 患者の症状や診断について話し合う
　　（第Ⅰ部④-1『初回セッションの進め方』項目2④を参照）

　疾患、症状、問題の発生メカニズムや、解決の方向性にについて、認知行動理論に基づいて説明する。認知行動理論の説明を行う際には、できるかぎり、患者の体験をあてはめて説明する。

　以下に、うつ病にまつわる心理教育の例を示す。

　　「うつ病では、気分が落ち込み、意欲の低下、今まで楽しかったことが楽しくない、などの症状があります。食欲が落ちたり、よく眠れなくなったりするなど、からだにも変化が現れます。その背景には、先ほど○○さんがおっしゃっていたような『自分はダメだ』『みんなから呆れられている』『このような状況はこれからもずっと続く』など、自分自身、周りの人、将来について、否定的な考え（認知）が関係していることがしばしばあります。行動的には、人と接することを控えたり、閉じこもりがちになったりします」

④ 認知行動モデルについて話し合う

　患者に認知行動理論を理解してもらえるよう説明を行う。全般的な認知行動モデルを説明した上で、患者の疾患や症状に則った、患者の問題に合わせた患者固有のモデルを説明する（第Ⅰ部①-2「認知行動療法の概略（基礎知識）」参照）。患者自身の体験と結び付けて説明できるとよい。

　患者自身の体験にもとづいて認知行動モデルを図示して説明する方法や、説明のパンフレットを渡す方法などがある。

　患者の病状や能力に合わせて対応することが大切である。例えば、急性期のうつ病の患者では、集中力に制約があり、長く複雑な説明を理解することが難しいことがある。1回の説明を1つか2つの文章にとどめるなどの配慮を行う。

⑤ 患者からフィードバックをもらう

　説明の後には、患者にフィードバックを求める。患者の理解を確認したり、感想を尋ねたり

する。フィードバックを求めることを通じて、治療者が患者の受け止めや意向を大切にしていることを示すことができる。ネガティブなフィードバック（理解できなかったこと、不快に感じたこと、その他気になったことなど）も尋ねる。そうすることで、患者が理解・納得できていない点わかり、治療者は軌道修正を行うことができる。

4. 留意点

　標準的なsocializationを示した。患者の症状や理解度、治療者との関係性に配慮しながら、柔軟に対応することが大切である。患者が1回ですべてを理解することが難しい場合もある。ホームワークを活用し、フィードバックをもらいながら認知行動療法に対するsocializationを促す。

④-5　ホームワーク

POINT

● ホームワークは、セッション中に習得した認知・行動的技法を日常生活の中で実践することを通じて、効果を拡張するものである。
● 患者の特徴や希望に合わせてオーダーメイドにする。
● ホームワークがどのように役立つかを伝える。
● 協働的にホームワークを設定する。
● セッション中に始める。
● ホームワーク履行の障壁を取り除く。ホームワークを忘れない仕組みを設定する。
● 予想されるネガティブな結果に備え、失敗にならないホームワークを設定する。

1. ホームワークの定義と意義

　ホームワークとは、セッションで学んだ内容を患者が日常生活の中で実践する課題である。いわゆる『宿題』であるが、患者のなかには宿題という語に良い印象を持たない人もいるため、ホームワークという語を用いることが多い。患者がセッション中に習得した認知・行動的技法を、自身の日常生活の中で実践することを通じてその効果を拡張するものといえる。認知行動療法の創始者のA.T. Beckは、ホームワークを「認知（行動）療法において付加的なものではなく中心的なものである」と述べている。

　ホームワークは、セッションで学んだことを日常生活につなげ、定着させることに役立つ。また、セッションで話し合った内容を、日常生活で"実験"して検証することにも役立つ（行動実験）。ホームワークを実行する過程で現実生活の問題を解決できると、患者の自己効力感が高まる。

　ホームワークは、基本的にセッション内で扱った内容の延長である。たとえば、セッションの中で「自動思考」について学んだ後に、次のセッションまでに日常生活の中での自動思考を観察・記録してきてもらったり、セッション内で治療者と練習したコミュニケーション技法を日常生活のなかで実際に試してもらったりする。以下にホームワークの例を示す。

ホームワークの例
- ●活動記録
- ●睡眠記録
- ●コーピングカード
- ●自動思考のモニタリング
- ●読書療法
- ●行動実験
- ●認知的概念図
- ●過去のセッションの振り返り
- ●曝露記録
- ●思考記録
- ●目標リストの整理
- ●次回のセッションの準備
- ●中核信念ワークシート
- ●アサーション
- ●問題解決のための取り組み

2. ホームワークの設定と確認

　ホームワークは、セッションの後半で、セッション内の話し合いを踏まえて設定する。

　また、次のセッションの冒頭で必ず確認する。ホームワークが話題にされなければ、患者はホームワークを重要視しなくなってしまう。

3. ホームワーク設定のポイント

① 患者の特徴や希望に合わせてオーダーメイドにする

　ホームワークは、治療目標を踏まえて、患者の改善に役立つ課題を、個々の患者に合わせて（オーダーメイドで）設定するものである。患者の課題、好み、知的水準なども考慮する。

② ホームワークがどのように役立つかを伝える

　認知行動療法の開始初期から、ホームワークの重要性を患者に伝える。患者をホームワークに動機づけるために、「ホームワークに取り組むほど治療の進展がよい」といった研究知見を伝える。また、各回のホームワークの理論的背景（患者の問題にとってどう役立つか）を説明する。

　　例）復職を目標としている患者に対して、以下のような説明を行う。

　　　「仕事には生活リズムが大切です。復職にむけた第一歩として、活動記録表でご自身の生活リズムを客観的にみることをホームワークにしませんか？　現状を知れば対策がとりやすくなります」

③ 協働的にホームワークを設定する

　ホームワークは、患者と治療者が協働して設定する。患者が納得していなければ、実行される可能性は低い。「このホームワークは役に立ちそうですか？」「やる気は持てますか？」「どのような課題ならばやる気が出るでしょう？」などと確認したり、やる気につながるアイデアを

出し合ったりする。

　治療の当初は、治療者がリードすることが多いが、治療の後半では「今週は何をホームワークにすると良さそうですか？」など、患者が主体的にホームワークを設定できるようになることが理想である。

④ 失敗にならないホームワークを設定する

　ホームワークを計画された通りに実施できないと、患者の自己効力感の低下、治療意欲の低下（ひいては治療からの脱落）につながりうる。患者にとって『失敗体験』とならない配慮が必要である。

　ホームワークを計画通りできなかった場合も、そこから学べることがあることを事前に強調しておく。たとえば、ホームワークを邪魔した思考や現実的な障壁がわかれば、それは収穫である。

　たとえば、早起きを課題とする患者に、「計画通りに起きられれば素晴らしいですが、もし予定通りにできなくても、その時の時間や状況を記録して来れば、次にどうしたら良いかを考える材料になりますから、大丈夫です」と説明しておくことができる。

　なお、ホームワークが計画通りにされない場合のほとんどは、設定に問題がある（下記⑥⑦を参照）。つまり、改善すべきは患者よりも治療者である。

⑤ ホームワークをセッション中に始める

　私達が行動を起こす際に最もエネルギーを要するのは「スタート」である。ホームワークのスタートをセッション内に行うことで、ホームワークの実行率を上げることができる。たとえば、睡眠記録をホームワークとする場合、セッション中に、患者のスマートフォンに睡眠記録のアプリをダウンロードしたり、前日の記録を入力してみたり、睡眠記録をつける時間を決めておいたりする。

⑥ ホームワークを忘れない仕組みを設定する

　ホームワークを忘れない方法を話し合っておく。例えば、実行日時をメモする、スマートフォンでリマインダーを設定する、風呂や食事など必ず行う活動とセットにしておく、などである。次の『⑦ ホームワーク実行の障壁を取り除く』も参照。

⑦ ホームワーク実行の障壁を取り除く

　ホームワークを行う際の障壁を想定し、対策を練っておく。患者の日常生活をイメージしてもらいながら（"認知リハーサル"と呼ぶ）、心理的な側面と現実的な側面の両方を検討する。心理的な側面とは「やる気がでない」「先延ばしにしてしまう」などである。患者に、ホーム

ワークを実行できる可能性を0－100％で尋ね、可能性が低ければ、何が障壁になりそうか、どうすればその障壁を減らせるかを検討する。

例1.
治療者：活動記録表をつけてくる課題はどのくらいできそうですか？
患者：20％くらいですかね……あまり自信がありません。
治療者：何がハードルになりそうですか？
患者：正直言うと、面倒で……忙しくて気持ちの余裕もないですし。
治療者：先ほど一緒に書いてみましたが、書いてみてどう感じましたか？
患者：書く前は面倒と思っていましたが、書いてみたら、意外とあっさり書けました。
治療者：ご自宅で、面倒だな、という気持ちになった時、そのことを思い出すことはできますか？
患者：そうしたら少しやる気が出そうです。自分のためですから、頑張らないといけませんね。
治療者：そうですね。やる気が出ない時には、そのような考えも思い出せるといいですね。

例2.
患者：ホームワークをしようと思うのですが、子どもが近寄ってきて、集中できないんです。
治療者：お子さんに邪魔されない時間や場所は思いつきますか？
患者：お気に入りのTV番組を見せている間に、別室で書いてみようと思います。

⑧ 予想されるネガティブな結果に備える

ホームワークがネガティブな（うまくいかなかった）場合を想定して、対処法を考えておく。例えば、早起き課題で早起きできなかった場合に起こりうる非機能的な自動思考を想定して（例：「今日も早起きができなかった。ダメな人間だ」）、代わりとなる適応的な思考を準備したり（例：「自分を責めても始まらない。それよりも早起きできなかった要因を考えて、明日は別の工夫をしてみよう」）、遅く起きてもその後のスケジュールを乱さないための工夫を検討したりする、などである。

うまくいかなかった場合に備えて、2つのホームワークを準備しておく方法もある。（例：Aプラン：友人に朝、電話をかけてもらう、Bプラン：友人の都合がつかない場合は、実家の親に頼む）。

4. ホームワークが実施されない場合に検討する事柄

前節の内容を踏まえてあれこれ工夫しても、患者がホームワークを繰り返し実施してこない場合（ホームワークの反復的な不履行）は重大な治療阻害因子であり、アジェンダとして優先的に話し合う。以下のような背景が考えられる。

① 患者がホームワークの理論的根拠を理解していない

患者が、設定されたホームワークを「自分の問題の解決につながる」「自分に役立つ」と認識できていない場合は、患者はホームワークを実行してこない可能性が高い。患者に、ホームワークの理論的根拠（意義、どう役に立つか）を十分に説明する。

② ホームワークが患者にとって実現可能なものと思えない

ホームワークは、患者の現状に沿った実行可能なもの（内容・レベル）とする必要がある。実行できないほど高い水準のホームワークを設定していないか、（実際は実行可能でも）患者自身が「実現できない」と感じていないか、などを検討する。

③ 患者が課題を十分理解していない／忘れてしまう／活動に集中するのが困難

患者が手順をよく理解できているかどうかを、ホームワークの設定の際に確認しておく。ホームワークを患者自身の言葉で説明してもらったり、ノートに書き留めてもらったりして患者の理解を確かめる。忘れないための工夫や、実施する環境を整える工夫も検討する（3⑥⑦参照）。

④ 患者がホームワーク全般や特定の課題にネガティブな考えをもっている

ホームワーク（「宿題」）自体にネガティブな印象を抱いている場合は、別の用語を使ってもよい。例えば、早起きのホームワークを「早起き作戦」などと名付けるなど。

⑤ 多忙、周囲の援助の欠如、状況的なストレス要因などの障害

ホームワークをしない背景は心理的な理由だけとは限らない。仕事が忙しい、家族が協力的でない、不慮の出来事（家族の病気など）など、患者を取り巻く環境要因も考慮しながら、患者が実施可能な課題設定を行ったり、ホームワークを実施できる環境を整える方法を相談したりする。

6 患者が、長期にわたって先延ばしのパターンに陥っている

　患者が、ホームワークに限らず、仕事や家事など生活全般においてもやるべきことをこなしていない場合は、先延ばしのパターンに陥っていることが疑われる。先延ばしを、回避行動という治療課題のひとつとして位置付け、課題にとりかかろうとする時に現れる自動思考を検討したり、回避行動に関する心理教育を行ったり、機能分析を行ったりする。

まとめ

　認知行動療法は、治療が終結した後にも、患者自身が自分の治療者になって、認知行動療法で身に着けた習慣を続けられることが大切である。それも長いスパンのホームワークといえる。毎回のホームワークを大事に扱うことは、認知行動療法が終結した後も実践を継続することにつながる。

④-6 終結と再発予防

> **POINT**
> - 認知行動療法が終結した後でも、患者が学んだスキルを使うことができるよう準備する。
> - 終結後に生じる可能性がある問題を予想し、対策を考えておく。
> - 患者の状態を確認し、学んだスキルを再度みがくブースターセッションの機会を設ける。

1. 終結とその準備

　治療が終結に近づくと、希望を持つ患者もいる一方で、不安や怒りを感じる患者もいる。そのため、治療の終盤では終結に向かう準備が重要になる。終結の準備とは、治療が終結したあと、患者が治療者に頼らなくてもスキルを使うことができるように移行していく協働的なプロセスである。これまでに治療の中で学んだことを振り返り、今後起きる可能性のある問題や症状悪化への対処法をあらかじめ考えておく。また、セーフガード（困った時の相談先、ブースターセッションなど）について確認しておく。それが、患者の治療終結後の不安を緩和することにつながる。

2. いつ提供するか?

　終結の準備は終盤のセッションで行う。ただし、患者が治療者の手を借りずに自分自身で認知行動療法のスキルを使って問題を解決したり、症状の悪化を防いだりしていくことは、治療全体を通した目標であり、治療早期からそれを共有し、終結の準備をしておくことは重要である。

3. 具体的な内容

① 学んできたことを振り返る

　まず、セッションを通して患者が学んできたさまざまな認知行動スキルを振り返り、記録する。そして、必要な時に使えるよう、これらのスキルのリストを作っておいてもらう。

② 将来起こりうる問題を予測し、対策を考える

　今後、ストレス要因となりえる事項、起こりうる問題、体調が悪化した際の症状、そして困ったときにどうするか、どんなスキルを使うか、医療機関などに連絡する必要があるのはどんな場合か（自殺念慮など）、話し合っておく。

　例）落ち込みが1カ月以上続いたら受診予約をする。

　　　上司とのやりとりで気持ちが沈んだ場合は、思考記録表をつけて、自動思考を見直す。

③ 終結と再発予防のポイント

・十分な時間を使って行う

　治療の終盤では、終結と再発予防にセッションの時間を割いていく。新しい問題が生じた場合も新しいスキルを導入するのではなく、これまでに身につけてきたスキルを使うよう配慮する。

・患者に自信をもってもらう

　患者は、良い変化は周囲のおかげであり、悪い変化は自分のせいだと考えがちである。治療全体を通して、患者の気分に良い変化があった時には患者自身の力（考え方や行動の変化）による側面を強調しておく。特に治療の終盤では、これまでの記録や症状評価尺度などの客観的データを用いて患者の進歩について話し合い、患者自身の力で前向きな変化が見られてきたことを強調する。

・終結に関する不安に対処する

　治療が終わることに対する気持ちを尋ねることは、患者が見捨てられ感を持つことを防ぐ。「治療の終わりに不安を感じることは自然なことです」などと伝えて患者の気持ちを認める。治療者自身も治療の終結を寂しく思っている、などと伝えることも患者の気持ちを和らげることに役立つ。治療終結をめぐって過度な不安や極端なマイナス思考があれば、終結に関する自動思考を取り扱う

④ セルフケアタイム

セルフケアタイムとは、治療が終了してから、毎週数分行う自己治療セッションである。患者は、気分をチェックし、それまでに身につけたスキルを使って、困った状況やマイナスな気分を解決する。終結への準備に入った頃から、セルフケアタイムを患者に持ってもらうようにすると、治療終結後も患者が続けられる可能性が高い。

セルフケアタイム

Ⅰ　気分をチェックしましょう
　　a．今感じている感情を書き出し、その強さを0〜100％でつけてみましょう。複数あっても構いません。
　　b．この1週間で感じた感情を3つ書き出し、それぞれの強さを0〜100％でつけてみましょう。
Ⅱ　この1週間を振り返りましょう。
　　a．今週は学んだスキルを使いましたか？
　　　・もし使わなかった場合は、何かスキルを役立てられる可能性があった問題は何でしょう？
　　b．何か良いことがありましたか？
　　　・そのためにあなたがした工夫は何でしょう？
Ⅲ　今困っていることは何でしょう？
　　　・別の見方はできないでしょうか？
　　　・今の辛い気持ちをやわらげるのに取り組めることは何でしょうか？
Ⅳ　次回のセルフケアタイムまでに起こる可能性のある問題はありますか？
　　　・それに対してどんなスキルが使えますか？

---

4. ブースターセッション

ブースターセッションとは、患者の状態をチェックし、良い状態を維持したり、さらに改善させたりするために治療終結後に持つセッションのことである。回数や時期は必要に応じて設定するが、治療終結から1カ月後くらいに最初のブースターセッションを設定することが多い。ブースターセッションでは、それまでの振り返り、その時の困りごと、将来起こりうる問題と対策について話し合う。おおむね、「セルフケアタイム」の内容に準じて行う。

II

第II部

認知行動療法の
代表的なスキル

第Ⅱ部

認知行動療法の
代表的なスキル

①認知・行動的なスキル

①-1 介入の選択、治療の方向づけ、技法リスト

> **POINT**
> - 症例の概念化に基づいて技法の選択を行う。
> - 認知行動療法的技法のみならず、環境調整や薬物療法も選択肢に入れる。

1. 介入の選択、治療の方向づけ

　認知行動療法にはさまざまな技法がある。症例の概念化に基づき、各セッションのアジェンダに応じて適切な技法を選択する。認知行動療法的技法だけでなく、患者のおかれている環境の調整（例：職務上の配慮、家事・育児・介護負担の軽減など）や薬物療法も考慮する。

2. 支持と指示

　困ったことや問題が起きた直後は、人は気分が動揺しており、すぐに解決に取りかかれるわけではない。問題解決に向けた取り組みができるのは、ストレスからしばらく時間が経ってからである。治療者は、患者の状況や言動から、患者の状態が前者なのか後者なのかを見極める必要がある。動揺が大きい場合には、具体的技法を用いる前に、時間をとって暖かく共感的に接し、患者が問題に取り組む気持ちになれるよう支援する。支持から指示への切り替えの見極めは重要である（第Ⅰ部②-1『精神療法の共通要素「3.　コミュニケーションのＡ－Ｂ－Ｃ」』も参照のこと）。

　状況の把握から技法の導入までの流れを図❶に示す。患者の状況を（共感しながら）具体的に聴き、共感を続けながらアジェンダを設定する。問題に対してこれまでに患者が行ってきた取り組みや工夫について聞く。これまでの取り組みや工夫を称賛することで患者の自己効力感を高めることができる。また、取り組みや工夫でうまくいったところ、うまくいかなかったことを把握することは、その後の技法選択のヒントにもなる。症例の概念化とこれまでの工夫に基づいて、最も適していると考えられる介入技法を選択する。心理教育を経て具体的な技法の導入にいたる。

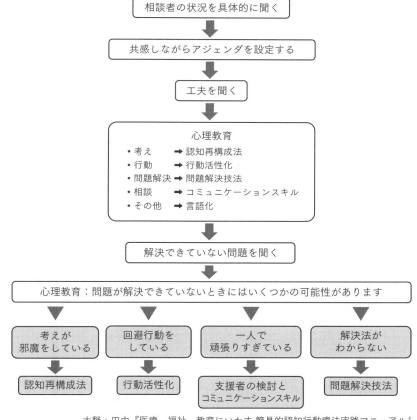

大野・田中『医療、福祉、教育にいかす 簡易的認知行動療法実践マニュアル』

図❶ 1セッションにおける介入技法選択までの流れ

3. 技法リスト

認知行動療法技法の代表的な技法のリストを表❶に示す。

表❶　技法リスト

代表的な技法	参照する項目／解説
根拠・反証の検証	第Ⅱ部①-6　認知再構成
帰納的質問	第Ⅰ部②-2　導かれた発見（guided discovery）
適応的思考の案出	第Ⅱ部①-6　認知再構成
再帰属	第Ⅰ部①-5　抑うつの基礎理解と治療概略
利益・不利益比較	第Ⅱ部①-9　問題解決
活動記録	第Ⅱ部①-2　行動活性化
活動計画	第Ⅱ部①-2　行動活性化
行動実験	第Ⅱ部①-3　行動実験
段階的曝露	第Ⅱ部①-4　段階的曝露
運動	―
休養	―
リラクセーション	第Ⅱ部①-5　リラクセーション
マインドフルネス	トピックス-1　マインドフルネス
アサーション	第Ⅱ部①-8　対人関係を改善する 　　　　　　　―アサーション・コミュニケーション技法
社会スキルトレーニング（SST）	＊関連する成書を参考のこと
問題の整理	第Ⅱ部①-9　問題解決
段階的課題設定	第Ⅱ部①-10　段階的課題設定

①-2　行動活性化

POINT
● 行動活性化とは、活動することを通して気分の改善を図る方法である。
● うつ行動を減らし、楽しみ（pleasure）や達成感（mastery）を感じられる行動を増やすことで、症状軽減を目指す。

1. 行動活性化とは

　私たちは気分が落ち込むと、活力が低下し、活動への興味や楽しむ力が低下する。そうして活動量が低下すると、興味や楽しみに触れる機会がさらに減り、また、問題解決や支援を得る機会がなくなっていってしまう。その結果、ますます気分の低下、無力感の増加、自己評価の低下を来す悪循環に陥ってしまう。このような行動パターンに気づき、喜びや達成感を感じられる行動に置き換えていくことで、気分を改善させるスキルを行動活性化という。

2. 行動活性化の流れ

　行動活性化の具体的な流れを以下に示す。

① 行動活性化の概略

①【モニタリング】患者の最近の行動を振り返り、特定の行動をすることで、気持ちの沈むこと、そして、気持ちが軽くなる行動があることに気づくよう手助けする（行動活性化の心理教育）。
②【評価】活動記録表を使って、行動と気持ちの変化の関連を確認する。
③【計画】活動記録表から、達成感（mastery）や楽しみ（pleasure）を感じる健康行動を見つけ出し、その行動を増やしていく計画を立てる。そうした健康行動を妨げる可能性がある事柄があれば、その障害を解消する手立てを考える。
④【実践】実生活のなかで、達成感（mastery）や楽しみ（pleasure）を感じられる健康行動を試しに実行する。

⑤【振り返り】次のセッションで実際にやってみてどうだったか、振り返りを行う。

② 活動記録表

　行動活性化では、まず患者に自分の行動を振り返ってもらうようにする。特定の行動をすることで気持ちが沈んだり、軽くなったりする、つまり行動と気分が連動していることに気づくと、行動を変えてみようという相談者のモチベーションが高まる。こうした行動と気分のモニタリングに役立つのが活動記録表である。

　活動記録表は、日常生活における活動と、その時の気分を記入することが特徴であり、一般的にはP（pleasure：喜び）とM（mastery：達成感）をそれぞれ0～100の点数で書き込む（例：P-60　M-85など）。PとMを区別したり、数字での評価したりすることが難しい場合は、気持ちが軽くなった行動を○、あまり気持ちが変わらなかった行動を△、辛くなった行動を×の3段階で評価するなど、患者に合った形式で構わない。活動から時間が経つとそのときの気持ちが薄れてしまうため、活動後できるだけ早く記入することが理想的である。

③ 行動計画を立てる

　次に、活動記録表の記録を参考にしながら、気持ちが楽になる行動が増えるように活動計画を立てていく。私たちの行動量は毎日ほとんど決まっているため、気持ちがあがる好ましい活動（健康行動）を増やすことで、気持ちを沈ませる行動（うつ的行動）は自然と減っていくるものである（図❶、図❷）。

　活動記録表やセルフモニタリングによって楽しめるあるいはやりがいのある行動が見つけられない時は、過去に気分が改善した行動を思い出してみたり、一般的な趣味や娯楽をリスト化したものなどを参考にしながら新しい行動を試してみたりする。

> **健康行動の例**
> ●音楽を聴く　●散歩に行く　　●ゲームやパズルをする　●おいしいコーヒーを飲む
> ●本を読む　　●お風呂に入る　●マッサージに行く　　　●ストレッチやヨガをする
> ●映画を観る　●料理を作る　　●いつもより遠出する　　●ガーデニングやDIYをする

④ 行動計画を実験的に実践する

　精神的なエネルギーが低下している時は、元気な時のように活動することはできないものである。よって、無理のない範囲で計画を立てて、できることから少しずつ始めてもらうことが大切である。また、大きな行動を一気にするのではなく、小さなステップに分けて少しずつ実践していく（段階的課題設定）などのスキルも役立つ。うまくいった際には、気分が少し改善

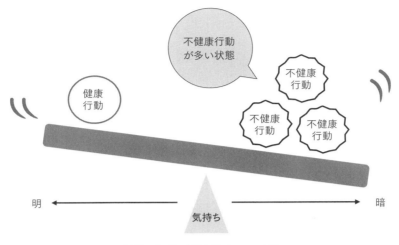

図❶ 気分が落ち込んでいる時

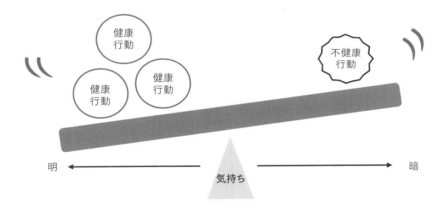

図❷ 健康行動を増やす

され、次の行動計画、実践への動機づけとなる。
　また、大切なのは、計画した行動そのものがうまくいくかどうか（成功か失敗か）ではなく、活動をした結果どうなるかを確かめられればよい（データ集め）、ということを理解してもらうことも重要である。データが集まれば、問題と解決策につながる。

5 振り返り

　実際に立てた計画を実行してみて、健康行動を実践できれば、それを増やしていくようにする。実践できなかったときには、何が問題であったかを検証し、解決する手立てを考えて、もう一度試してみる。

☆週間活動記録表

各欄に①活動を書き、その時の 楽しみ／喜び（P）、達成感（M）をそれぞれ0～100％で書き込みましょう

	月曜日	火曜日	水曜日	木曜日	金曜日	土曜日	日曜日
午前 6～7 時	（　　％）	（　　％）	（　　％）	（　　％）	（　　％）	（　　％）	（　　％）
午前 7～8 時	（　　％）	（　　％）	（　　％）	（　　％）	（　　％）	（　　％）	（　　％）
午前 8～9 時	（　　％）	（　　％）	（　　％）	（　　％）	（　　％）	（　　％）	（　　％）
午前 9～10 時	（　　％）	（　　％）	（　　％）	（　　％）	（　　％）	（　　％）	（　　％）
午前 10～11 時	（　　％）	（　　％）	（　　％）	（　　％）	（　　％）	（　　％）	（　　％）
午前 11～12 時	（　　％）	（　　％）	（　　％）	（　　％）	（　　％）	（　　％）	（　　％）
午後 0～1 時	（　　％）	（　　％）	（　　％）	（　　％）	（　　％）	（　　％）	（　　％）
午後 1～2 時	（　　％）	（　　％）	（　　％）	（　　％）	（　　％）	（　　％）	（　　％）
午後 2～3 時	（　　％）	（　　％）	（　　％）	（　　％）	（　　％）	（　　％）	（　　％）
午後 3～4 時	（　　％）	（　　％）	（　　％）	（　　％）	（　　％）	（　　％）	（　　％）
午後 4～5 時	（　　％）	（　　％）	（　　％）	（　　％）	（　　％）	（　　％）	（　　％）
午後 5～6 時	（　　％）	（　　％）	（　　％）	（　　％）	（　　％）	（　　％）	（　　％）
午後 6～7 時	（　　％）	（　　％）	（　　％）	（　　％）	（　　％）	（　　％）	（　　％）
午後 7～8 時	（　　％）	（　　％）	（　　％）	（　　％）	（　　％）	（　　％）	（　　％）
午後 8～9 時	（　　％）	（　　％）	（　　％）	（　　％）	（　　％）	（　　％）	（　　％）
午後 9～10 時	（　　％）	（　　％）	（　　％）	（　　％）	（　　％）	（　　％）	（　　％）
午後 10～11 時	（　　％）	（　　％）	（　　％）	（　　％）	（　　％）	（　　％）	（　　％）
午後 11～12 時	（　　％）	（　　％）	（　　％）	（　　％）	（　　％）	（　　％）	（　　％）
午前 0～1 時	（　　％）	（　　％）	（　　％）	（　　％）	（　　％）	（　　％）	（　　％）

☆週間活動記録表の記入例

各欄に①活動を書き、その時の 楽しみ／喜び (P)、達成感 (M) をそれぞれ0～100％で書き込みましょう

時間	月曜日	火曜日	水曜日	木曜日	金曜日	土曜日	日曜日
午前 6～7 時				目が覚める（？）			
午前 7～8 時				二度寝（？）	起床 (M70/P30)		
午前 8～9 時			起床 (M70/P30)	→	朝食 (M50/P60)		
午前 9～10 時	起床 (M40/P80)		朝食 (M50/P60)	起床 (M10/P20)	通勤 (M30/P0)	起床 (M40/P80)	起床 (M10/P10)
午前 10～11 時	朝食 (M50/P70)	起床 (M0/P10)	二度寝 (M0/P10)	通勤 (M0/P0)	仕事 (M30/P10)	だらだら (M0/P60)	だらだら (M0/P10)
午前 11～12 時	だらだら (M0/P60)	だらだら (M0/P20)		仕事 (M10/P0)	→	→	→
午後 0～1 時	→	→	昼食 (M10/P30)	→	→	朝昼ごはん (不明)	→
午後 1～2 時	→	→	テレビ (M0/P10)	昼食 (M50/P50)	昼食 (M50/P50)	→	ご飯 (M10/P10)
午後 2～3 時	昼食 (M30/P30))	昼食 (M30/P30)	→	仕事 (M30/P10)	仕事 (M30/P10)	洗濯 (M70/P50)	だらだら (M0/P10)
午後 3～4 時		洗濯 (M50/P60)		→	→	断捨離! (M80/P80)	→
午後 4～5 時	散歩 (M50/P60)	買い物 (M60/P50)		→	→	→	
午後 5～6 時	掃除 (M70/P60)	休憩 (M40/P30)		→	→	→	
午後 6～7 時						→	外出 (M30/P30)
午後 7～8 時	夕食 (M60/P50)	夕食 (M60/P50)	夕食 (M10/P20)	帰り (M10/P30)	帰り (M10/P30)	→	夕飯 (M10/P30)
午後 8～9 時	→	→	だらだら (M0/P20)	夕食 (M30/P40)	夕食 (M30/P40)		→
午後 9～10 時	テレビ (M10/P30)	覚えていない				夕食 (M50/P60)	お風呂 (M30/P30)
午後 10～11 時	→	→		お風呂 (M40/P60)			
午後 11～12 時	お風呂 (M40/P60)	お風呂 (M40/P60)			お風呂 (M40/P60)	お風呂 (M40/P60)	就寝 (M10/P10)
午前 0～1 時	就寝 (M？/P？)	就寝 (M？/P？)	いつの間にか寝た (M？/P？)	就寝 (M30/P50)	就寝 (M30/P60)	就寝 (M70/P70)	→

①-3　行動実験

> **POINT**
> ● 行動実験は、患者が自らの体験を通じて、機能的で新しい気づきを得られるための仕掛けである。
> ● 概念化に基づき、患者が「失敗なく」新たな気づきを得られるよう、十分に計画する。

1. 行動実験とは

　行動実験とは、その行動を通じて患者が新しい認識を得られるよう、治療者と患者で協働的に練られた実験的行動である。認知行動療法の治療原理は、患者が新しくより機能的な考えを持てるよう支援することであるが、患者自身の行動と観察を通じてそれを達成できる仕掛けのひとつが行動実験である。認知行動療法の基本原則である協働的実証主義（誘導による発見）に根差した技法である。

2. 目的（いつ行うか？）

　セッション内の話し合いだけでは患者が十分な納得にたどり着けなかった場合に、行動実験が役立つことが多い。行動実験の目的は仮説検証と発見の2つに大別できる。

①仮説検証

　セッション内で複数の考え（可能性、仮説）があがった際に、どの考えが最も妥当かを確認するもの。

　　例）パニック症の患者が、電車内でうずくまった時に「周囲に変な人と思われる」「心配してくれる」という2つの可能性を考えたが、どちらの考えが妥当か確信が持てなかった。そこで、「電車の中で苦しそうにうずくまっている人を見かけたらどう考えるか、友人10人に質問する」という行動実験をホームワークにした。

②発見

事前に明確な仮説は立てず、患者の知識や見識を広げる目的で行うもの。
　例）パニック症についてよく知ってもらうために（特に、よくある病気であることを知り、マイナスなイメージを払拭してもらうために）、第1セッションのホームワークとして、「パニック症をインターネットで検索し、症状、治療法、回復した人の体験談などを探してくる」という課題を出した。

3. 行動実験を計画・実行する

行動実験は、患者の概念化に基づいて設定し、患者が確実かつ安全に新しく機能的な認識を持てるように念入りに計画する必要がある。患者を動機づけることも重要である。

1. 患者と治療者とが、行動実験の目的と理論的根拠を十分に共有する。
2. 検証する仮説を明確にしておく。
3. 「失敗がない」行動実験を計画する（例：質問する10人の友人を選ぶ際、一律な考えに偏らぬよう、年齢・性別・社会背景などさまざまな人に尋ねるよう指示する）。
4. 実験の結果を十分に話し合う。

①-4 段階的曝露

> **POINT**
> ● 段階的曝露は、避けている不安場面に意図的に直面し、馴化の原理で不安が下がることを体験することで症状の軽減を目指す技法である。
> ● 導入時には、患者に原理を十分に説明し、準備することが大切である。

1. 段階的曝露とは

① 不安のメカニズム

第Ⅰ部①-6『不安の基礎理解と治療概略』でも述べた通り、人は恐怖状況下では、闘争・逃走反応（fight-or-flight response）が生じ、自らの生命を守ろうとする。この情動反応、生理反応は不快なため、患者はそうした状況を避ける（回避する）ようになる。回避によって不安や恐怖が軽減するため、短期的には楽にはなる。しかし、長期的には、対象に対する不安や恐怖は消えないし、回避する状況や場所が増えて日常生活に支障をきたすことになる。

② 曝露療法

不安の対象に接すると不安が高まる。しかし、それは一時的であり、そのまま対象に接し続けていると不安は時間とともに下がってくる（馴化）。

この馴化を利用した治療法が曝露療法である。曝露療法では、避けている不安場面に意図的に接することを通して不安症状の軽減を目指す。1回の曝露の中で生じる馴化を治療セッションの中で体験してもらうセッション内馴化と、不安の対象に繰り返し曝露することで段階的に不安を下げていくセッション間馴化の2つがある（図❶）。

一方、不安強度の高すぎる刺激への曝露課題を設定すると、患者は圧倒されて、馴化が生じる前にその状況から逃げ出してしまう可能性があるし、そもそもそういった状況への曝露に挑戦すら難しくなる。そのため、多くの場合は、小さくて取り組みやすい（容易な）課題から段階的に曝露していく。これを「段階的曝露」という。段階的曝露では、不安を誘発する刺激の不安階層表を作成し、それを基に、不安強度の低い刺激から、1ステップずつ段階を追って、不安強度の高い刺激に曝露していく。

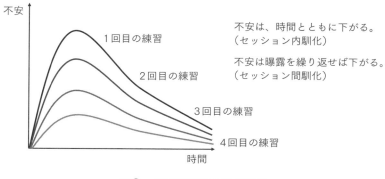

図❶　段階的曝露の治療原理

2．いつ提供するか？

　段階的曝露は、不安症の治療で中心的な役割を担っている。禁忌はないが、導入前に十分な事前準備が重要である。

　まず段階的曝露を導入する前に、不安や恐怖の仕組みと、曝露療法の仕組みについての理論的根拠を十分に説明する必要がある。不安が強く、回避が著しい場合には、恐怖喚起する刺激を統制してから（不安を下げる工夫をしてから）導入する。場合によっては、選択的セロトニン再取り込み阻害薬（SSRI）などの薬物療法を併用することで、不安を下げておくこともある。ベンゾジアゼピン系抗不安薬が用いられることもあるが、ベンゾジアゼピン系抗不安薬は、鎮静下で恐怖刺激が惹起されなかったり、抗不安薬の服薬が回避行動のひとつとなってしまったりする可能性があるため、併用は慎重であるべきである。

3．段階的曝露の手順と実施のポイント

1 不安階層表の作成（表❶）

　階層表作成におけるポイントを以下に示す。

①具体的な内容にする。
　不安の強さは時と場合によって異なるため、階層表の各段階は具体的で明確な表現にする。

　　×　「人混みの中でも普通でいられる」
　　×　「遠くに旅行に行く」
　　○　「近所のショッピングモールで20分間過ごす」
　　○　「空いている時間に一人で電車に3駅乗る」

表❶　不安階層表の例（パニック障害のケース）

場面	SUD
伊丹〜札幌を飛行機に乗る	100
東京〜新大阪間を新幹線に乗る	90
JR線で混んでいる時間に自宅近くの駅から5区間（職場近くの駅まで）乗る	80
JR線で混んでいる時間に自宅近くの駅から3区間乗る	70
地下鉄で混んでいる時間に自宅近くの駅から3区間乗る	60
JR線で空いている時間に自宅近くの駅から5区間（職場近くの駅まで）乗る	50
JR線で空いている時間に自宅近くの駅から3区間乗る	40
地下鉄で空いている時間に自宅近くの駅から3区間乗る	30
路線バスで空いている時間に自宅近くのバス停から3区間乗る	20
自家用車で家から一番近くのスーパーに行く	0

②予測される不安強度を評点化する。

　各段階の患者が感じる不安強度を最大の不安を感じる場合を100点、全く不安を感じない場合を0点として評点化する。この点数をSUD（subjective unit of disturbance：主観的障害単位尺度）という。この評定は各セッションで行う曝露の段階の選択と進捗状況の評価に用いる。

③不安強度の異なる複数の段階を備えた階層表を作成する。

　不安強度が極めて低いもの（SUD 5-20）から極めて高いもの（SUD 80-100）まで、異なる段階（通常8-12段階）を網羅するようにリストアップする。

④協働的に段階を選択する。

　患者が主体的に取り組めるように、治療者と患者は協働して取り組む課題を決定していく。

② 曝露の実施

　段階的曝露の理論的根拠を十分に説明し、不安階層表に基づいて曝露を進めていくことについて、患者に理解してもらう。不安強度の評定が低い刺激への曝露から開始して、不安強度が高い刺激に向けて段階的に上げていく。

　曝露を始める前に、曝露がどのくらい脅威的かをSUDで予測してもらう。その予測がどの程度妥当かを検証することが、曝露という行動実験の目的のひとつである。曝露した際の実際の不安はどの程度であったか、その不安が時間とともにどう変化したか（どの程弱まったか）を逐次SUDで評定してもらい、記録してもらう（概ね5分おきにSUDを評定してもらう）。曝露を繰り返すごとに少しずつ不安が減少するということを経験してもらい、最終的にその状況が不安や恐怖を引き起こさなくなるまで繰り返す。

③ イメージ曝露と現実曝露

　曝露にはイメージ曝露と現実曝露と2つの曝露がある。

　多くの不安症では患者が実生活の中で恐怖刺激に直面することが効果的であるため、現実曝露を行う。一方で、PTSDではトラウマに関連した出来事を考えることを回避しているため、イメージ曝露が有用となる可能性がある。また、現実の曝露課題を再現することが難しい場合（例：血への接触恐怖など）にもイメージ曝露は役立つ。

● イメージ曝露

　イメージ曝露では、患者に問題の場面に実際にいるかのようにイメージしてもらい、自分がどのような反応をとると思うかを想像してもらう。その際、患者が不安に関連する刺激をできるだけ鮮明に体験できるように、きっかけとなる合図を出すようにする。イメージ曝露を行う際のポイントを以下に挙げる。

1. きっかけとなる合図刺激（cue）を使用し、恐怖刺激を鮮明にイメージできるようにする。
2. 認知再構成、リラクセーション、思考停止、またはその他の認知行動療法の手法を用いて不安を和らげ、否定的なイメージを払拭する。
3. 不安階層表を作成し、取り組む意欲が出るレベルから曝露を始めてもらう。
4. 曝露中に不安に対処する方法を患者にコーチする。
5. 不安が完全に消えるまで、繰り返しイメージ曝露を行う。

● 現実曝露

　現実曝露とは、患者が恐怖を呼び起こす刺激に実際に直面して、その不安と対峙する方法である。状況によっては、セッションの中で現実曝露を行うことも可能である。セッションでの現実曝露のあとは、ホームワークとして、曝露を続けてもらう。その際には、曝露を行う前の予測と実際の結果を比較してもらい、認知の変容を促す。現実曝露をホームワークにした場合は、次回セッションでその結果を確認する。

　曝露課題に成功した場合には、さらに上の曝露課題に進むことを検討する。もし課題が患者の予測よりも困難だった場合や計画していたほどうまく対処することができなかった場合には、次の課題をより達成しやすいものにしたり、恐怖をコントロールする方法を再検討したりする。

4. 段階的曝露を実施する際の注意点

① 課題時間

　曝露を実施する際には、不安がある程度強くなり、しばらく継続し、最終的には下がるという3つの変化を患者が体験できることが必要である。そのため、不安がある程度感じ、それが

時間とともに消えるという体験ができるだけの時間や場面を設定する必要がある。

②自信が持てる課題を選ぶ。

課題を設定する際には、その課題を遂行できる自信を患者が十分に持てるものを選ぶ。十分な自信が持てない場合は、課題を小分けにしたり、より簡単な課題に変えたりする工夫をする。

③各段階の曝露を繰り返す。

学習は反復練習した場合としない場合では学習内容の維持が異なる。そのため段階的曝露では、各段階の曝露を繰り返し実施し、最小限の不安しか呼び起こさないくらい（SUD30％程度）になるまで繰り返す。

④安全確保行動しないようにして曝露を行う。

安全確保行動とは、恐怖場面内で生じる不安を軽減したり、破局的な結果を避けたりする患者が用いている行動である。結果的に、恐怖刺激への回避につながってしまう。安全確保行動をとることで表面上その行動ができているので、気づかれにくい。安全確保行動を続けながら曝露を行っても、十分な曝露とならず、治療効果を減じてしまうため、安全確保行動について十分に説明し理解を得て、安全確保行動を行わずにできる曝露課題を設定することが重要である。

安全確保行動の例

パニック発作が起きたときにすぐに降りられるように電車に乗った際はドア付近に立つ。苦しくなるイメージがわかないように、ずっと暗算をする。念仏を唱える。

⑤治療者の態度

曝露課題は患者にとって強い苦痛を伴うものであり、治療者が必ず褒めて励ますことは特に重要である。曝露を繰り返していくなかで、小さな達成感を積み重ねていけるように治療者は援助していく。

①-5　リラクセーション

POINT
- リラクセーションは、緊張、ストレス、心配、不安を軽減するために考案された技法。
- 全般的な不安や緊張の緩和にも、特定の場面での不安や緊張の緩和にも役立つ。
- 代表的なリラクセーション技法として、漸進的筋弛緩法、呼吸法、イメージ技法などがある。

1. リラクセーションとは

　リラクセーションは、緊張、ストレス、心配、不安などを軽減するために考案された技法である。このような症状の緩和に焦点を当てることができる。また、患者自身の精神的問題を話題にせず実施できるため、精神的問題に触れることに抵抗を持つ患者にも導入しやすい。さらに、リラクセーション技法は、比較的容易に教えたり学んだりできる、患者の苦痛を和らげる最初の介入として用いることで、患者自身の自己コントロール感覚を高めたり、治療への期待や治療者への信頼関係を高めたりする上でも役立つ。

2. いつ提供するか？

　リラクセーションは、上述のように、患者の緊張・不安の緩和や自己コントロール感を高める目的で用いることができ、全般的な不安や緊張の緩和にも、特定の場面での不安や緊張の緩和にも役立つ。ただし、重症うつ病患者のようにリラクセーションを行うことが患者にとって負荷となる場合や、不安症患者が曝露課題を実施している最中にリラクセーションを行うと認知的回避（安全行動）となってしまうなど、リラクセーションが治療の妨げとなる場合もあることに注意を要する。

3. 具体的な内容

リラクセーション技法の効果を最大化するためには実施する環境を整えることが重要である。安全で静かで快適な環境を整え、可能であれば、患者の首を支えることができる背もたれの高い椅子などを用意すると良い。表❶にリラクセーションを効果的に行うためのコツをまとめた。

表❶ リラクセーションを効果的に行うためのコツ

- 始める前に患者にトイレの必要がないか、確認する。
- 患者が快適に座れるようにする（例：手足を組まない、両足を床につける）。
- 部屋の照明を暗くする。明るい日差しを遮断する。
- 体を締め付ける服（襟、ベルト、靴など）を緩めてもらう。
- 患者に目を閉じてもらう。
- 考え事を止めて教示に集中するように伝える。

どの技法においても、治療原理と利点を十分に説明し理解してもらい、実際にセッションの中で患者がある程度リラックスできたと感じてもらうことが重要である。リラクセーションのあとは、身体の力が抜けて、ふらついたり転びやすくなったりする場合があるので、身体の感覚が十分にもどったことを確かめて終了する。セッションで治療者と一緒に体験したもらったら、セッション外でも練習を続けてもらう。日常生活でストレスを感じる状況においてリラクセーションを実施できるよう、患者と一緒にホームワークを設定する。また、リラクセーション法は特定の場面だけでなく、全般的な緊張を下げるので、ストレス状況以外でも、日々実践することを勧める。

ここでは漸進的筋弛緩法、呼吸法、イメージ技法の3つの技法を取り上げる。患者の興味や好み、能力を念頭に入れて選択する。なお、ここに記載する具体的な流れは一例であり、いくつかのやり方がある。

① 漸進的筋弛緩法（Progressive Muscle Relaxation：PMR）

PMRでは緊張と弛緩（リラックス）の両方の感覚に注意を払いながら、全身の様々な筋肉の緊張とリラックスを連続的に行う（表❷）。この技法を通じて、筋肉をリラックスさせる方法や、緊張とリラックスをピンポイントで認識し、緊張が高まる前に気づき、その影響を軽減する方法を学ぶ。最初の1〜2週間は少なくとも1日1回はPMRの練習をしてスキルの定着を図る。PMRの熟練度が上がってくると、積極的に筋肉を緊張させずにリラックスできるようになる。

表❷　漸進的筋弛緩法（Progressive Muscle Relaxation：PMR）

○基本動作
各部位の筋肉に対し、10秒間力を入れ緊張させ、15〜20秒間脱力・弛緩する。

○教示
自分のからだのどこにどれだけの力が入っているのか、どうすれば力をいれようとした部分に必要なだけ力をいれることが出来るのか、さらにその力を抜くことができるのかを理解する練習をしてみましょう。

1．両手：両腕を伸ばし、掌を上にして、親指を曲げて握り込む。10秒間力を入れ緊張させる。手ゆっくり広げ、膝の上において、15〜20秒間脱力、弛緩する。筋肉が弛緩した状態を感じるよう教示する。

2．上腕：握った握り拳を肩に近づけ、曲がった上腕全体に力を入れ10秒間緊張させ、その後15〜20秒間脱力・弛緩する。

＊以下、緊張させる部位について記述する。10秒間緊張後、15〜20秒間脱力・弛緩する要領は同様である。

3．背中：2と同じ要領で曲げた上腕を外に広げ、肩甲骨を引き寄せる。
4．　肩：両肩を上げ、首をすぼめるように肩に力を入れる。
5．　首：右側に首をひねる。左側も同様に行う。
6．　顔：首をすぼめ、顔全体を顔の中心に集めるように力を入れる。
　　　　　（筋肉が弛緩した状態＝口がぽかんとした状態）
7．腹部：腹部に手を当て、その手を押し返すように力を入れる。
8．足 a：爪先まで足を伸ばし、足の下側の筋肉を緊張させる。
　　　 b：足を伸ばし、爪先を上に曲げ足の上側の筋肉を緊張させる。
9．全身：1〜8までの全身の筋肉を一度に10秒間緊張させる。力をゆっくりと抜き、15〜20秒間脱力・弛緩する。

【消去動作】最後は体をリラックスした状態から普通の状態に戻す動作を行います。
（1）グー・パー　×2回
（2）グー・パーしながら腕の屈伸　×2回
（3）伸び
この動作をおこなって頭がボーっとしたり、身体がだるく感じる場合はもう一度行いましょう。

＊注意　技法中に患者が痛みを訴えた場合、部位を変更するか、完全に中止すること。身体のいずれかの部位に慢性疼痛を有する患者の場合、その部位の緊張を避けること。

2 呼吸法

　ストレス下で不安や心配がある時には、呼吸は速く浅くなっていることが多い。呼吸法は、呼吸に注意を向け、呼吸を深くゆっくりしたペースにすることで、リラックス効果をもたらす方法である（表❸）。

表❸　呼吸法の手順（腹式呼吸の例）

①背筋を伸ばして椅子に座るか、あおむけで床に寝た姿勢をとる。
②目を閉じて、臍の下辺りに手を当て、意識を集中する。
③鼻からゆっくり息を吸い、頭の中で「1・2・3・4」と数を数える。
④「5」で息をとめてお腹が膨らみ切ったことを確認する。
⑤口からゆっくり息を吐き、頭の中で「6・7・8・9・10」と数を数える。
⑥お腹が凹んでいることを確認する。
⑦①～⑥をリラックスできたと感じるまで繰り返す（2～5分程度）。

＊注意：呼吸器／循環器疾患がある患者の場合、深呼吸が困難な場合がある。体調に問題が生じない範囲で、呼吸を深めるように手助けすること。

3 イメージ技法

　イメージ技法は、認知的なリラクセーション技法である（表❹）。イメージにより思考や気分を変えたり気晴らしをしたりすることで、緊張や不安を軽減でき、認知的、感情的、身体的な自己コントロール感を高めることができる。イメージする内容はリラックスできる場面であれば何でもよい（浜辺、草原、青空など）。

　イメージ技法はうつ病や不安症の患者にはもちろん、それ以外の状況にも効果的である。表❺に一例を示す。イメージ技法は、いつでもどこでもできる技法であるが、イメージと現実を混同してしまう可能性のある患者（例：精神病圏の患者など）では適応は慎重にする。

表❹　イメージ技法の手順

①座位で安楽な姿勢をとり、数回、深呼吸をする。
②リラックスできるイメージを作る。どのようなイメージでも構わないが、視覚的にイメージしやすいものを選ぶ。
③目を閉じて、イメージする。イメージしたものや生じてくる感覚（音、感触、におい、味など）に注意を向ける。
④終了後は頭の中で「3・2・1」と唱える。ストレッチなどを行い、周囲に注意を戻す。

表❺　イメージ技法の例

対象	標的とする 問題点（例）	イメージ	結果
うつ	ネガティブな 自己評価	成功した状況のイメージ 楽しい過去の経験のイメージ	自信の向上 ネガティブな思考の減少 ネガティブな気分からの脱却
心配／不安	人前で話す	上手くいく話し方のイメージ 笑えるイメージ	ネガティブへの焦点づけの緩和 気晴らし ポジティブな期待感の高まり
病気への不安	処置への恐怖 （注射針など）	リラクセーション 安らぎ 痛みのない環境	緊張の低減 不安の軽減 処置に対する苦悩の少なさ
スポーツの パフォーマンス	ゴルフ中の 集中度	望むショットのイメージ ポジティブな言葉でのアドバイス	集中力が高まる自信がつく ポジティブシンキング

①-6 認知再構成

> **POINT**
> - 認知再構成とは、非機能的な自動思考を客観的にとらえなおすことで、気分の改善を図る方法である。
> - 認知再構成のツールの一つとして、思考記録表がある。

1. 認知再構成とは

　私たちは日常的に、ある『出来事』をきっかけとして瞬間的にイメージ・考え・記憶が浮かんで、日々、さまざまな自動思考が生じている。自動思考は妥当なこともあるが、過度に悲観的であったり、非機能的であったりすることもある。

　うつや不安の時は、認知は現実よりも悲観的で非機能的になっていることが多く、気分やその後の行動に影響を与える。そのような場合には、認知を客観的にとらえなおしたり、機能的に修正したりすることによって、気分の改善を図ることができる。これを認知再構成という。認知が妥当な場合には、問題解決やコミュニケーション技法など、認知再構成以外のスキルを用いる。

2. 認知再構成を行う方法

　認知行動療法は「今、ここ」での問題を扱うことが原則である。認知再構成を行う場合も、最近の具体的な出来事をとりあげる。大きく2つのステップで行う。

　第1のステップは自動思考の同定である。自動思考は、ある状況で、その時々のさまざまな影響を受けて自然にわきおこってくる思考、イメージ、記憶などである。通常は日々さまざまな場面で瞬間的にわき起こり消え去っていくため、意識されることは少ない。認知は気分と深く結びついており、気分の変化が、自動思考に気づく糸口となる。自動思考に関する心理教育（例えば、うつにおける『否定的認知の3徴』など）も、自動思考を同定する手助けになる。不安が強い場合には、危険に対する過大評価や、自分の力や周囲のサポートに対する過小評価などに関する自動思考を探るとよい。

　第2のステップは自動思考の検証（と修正）である。同定した自動思考が過度に悲観的、非機能的になっていないかを検証し、別の見方ができないか、別の見方をすると気分がどう変化

するか、などをみていく。自動思考の修正は、認知行動療法の基本原則である協働的実証主義にのっとって、治療者と患者が協力しながら実施することが重要である。2つのステップは1回のセッションですべて行う必要はなく、むしろ、患者の理解に応じて複数セッションにあたって行う。

　認知再構成を行う方法は、治療者との対話を通して行う方法、行動的技法を通して行う方法、思考記録表（コラム法）、などさまざまである。認知再構成の技法としてコラム法がよく知られているが、この方法に限ったものではない。セッション中での治療者との会話やホームワーク等を通じたさまざまな体験が、非機能的認知になっていないかを検証し修正する機会となる。

3. 各方法の進め方

① 治療者との対話を通して行う

方法ステップ1：自動思考の同定

　患者から気分の変化が語られた時に、誘導による発見 guided discovery などを用いて自動思考の同定を促す。「その時、どのようなことが頭のなかをよぎりましたか？」「ほかにも何か考えが浮かんでいましたか？」などと尋ねてみる。治療者自身も、「仮に患者と同じ状況に置かれたらどのような考えが浮かぶか」を想像してみると、患者の自動思考を引き出す質問をしやすくなる可能性がある。

ステップ2：自動思考の検討と修正

　自動思考が同定されたら、ソクラテス的質問法などを用いてそれを検証する。次の点に留意する。

①基本的な認知行動モデルを念頭に置きながら、患者が違った考えを持てるような質問をする。
②非適応的な思考パターンから抜け出し、気分の改善につながるような質問を心がける。
③患者が新しい「ものの見方」（考え方）に目を向けられるような質問をする。具体的には、次項の第6コラムの表❸「視点を変える質問」参照のこと。
④患者の症状や集中力の程度に応じた質問をする。
⑤誘導尋問にならないようにする。治療者は患者を導く方向性を念頭に置いておくが、患者自身の考えを尊重する。
⑥オープン・クエスチョンから始めることを原則とするが、論点が絞られてきたら、適度なクローズド・クエスチョン（はい・いいえや多岐選択式の質問など）を用いるなど、工夫する。

　後述する「思考の偏りの代表的な例（表❷）」を見ながら話し合うのも一つの方法である。

② 思考記録表を用いて行う方法

思考記録表とは、認知再構成を行っていく作業を視覚化して取り組みやすくするものである。①自動思考に気づく（第1～3コラム）、②情報収集に基づく自動思考の検証（第4～5コラム）、③適応的思考の案出（第6～7コラム）という3つのステップに大別できる。

思考記録表は認知再構成の「手段」であり、その運用においては、「思考記録を順番通りキレイに書く」ことが主目的とならないよう注意する。治療者と患者が協働しながら用いる。最初は治療者リードで記入していくが、徐々に患者が主体的に書けるようにする。

ステップ1：自動思考の同定
第1コラム：状況を具体化する

前回から今回のセッションまでの間に不快な感情が生じた状況を話し合うことが基本である。不快な感情が生じた特定の時間（one slice of time）を採り上げる。治療者は、いつ、どこで、誰が、何をしていた（何が起こった）時なのか、いわゆる5W1Hが把握できるように質問すると良い。患者の話を聞いていて、その時の情景が治療者の頭の中に思い描けるようになるイメージである。

状況	上司に仕事のわからないところを聞いたところ、ぶっきらぼうな態度で教えられた
気分	悲しみ80%　絶望感90%
自動思考	・私は上司にとって手のかかる迷惑な存在だ ・上司は私の能力のなさを見て、見放した
根拠	
反証	
適応的思考	
気分の変化	

ステップ1
自動思考に気づく
（3つのコラム）

ステップ2
情報収集
（自動思考の検証）

ステップ3
適応的思考の案出
（楽になる、新しい気づき、問題解決につながる思考）

図❶　思考記録表：3つのコラムまでを実施

表❶　気分の例とその強度

落ち込み	不安	楽しい	心配	パニック
ムカつく	怒り	憎い	うんざり	怖い
嬉しい	楽しい	びっくり	焦り	恥ずかしい
申し訳ない	ほっとする			

0	25	50	75	100
全くない	少し	中くらい	かなり	最大

　　例：「どのような状況だったかの、もう少し詳しく教えてください」
　　　　「おつらい気持ちになったのは、どこで、誰と、何をしているときだったのですか」

第2コラム：気分（感情）を同定する

　出来事や状況を具体化したら、その時に感じていた気分／感情を同定する。複数の気分／感情があっても良い。自分の言葉で表現することが難しい場合は、表❶のような表を示してもよい。
　　例：「その時どんな気分でしたか」

　その後、同定された気分／感情の強度を評定する。気分／感情の強度の評定は、気分／感情を「0か100か」「有り無し」の二分ではなく、「程度」としてとらえ、考え方や行動のあり方によってそういった気分の程度が変わることを理解する上で大切である。
　　例：「その時の悲しみの強さを、0〜100％で表すとどれくらいになりますか？　0はまったく悲しくない、100はこれ以上ないくらい悲しい、です」

　思考と感情を混同している患者も少なくないので、以下のような区別するコツを教える。
　　例：「感情や気分は、悲しみ、不安、怒りなど、一語で表現できることが多いです。一方、思考は、文章・セリフになっていることが多いです。例えば、"私は迷惑な存在だ"、などです」

第3コラム：自動思考を同定する

①自動思考の同定

　状況・気分が明らかになったら自動思考を同定する。標準的な質問は、
　　「その時どんなことが頭に浮かんでいましたか」
である。次の点も留意する。
・一つだけでなく他にも自動思考がないか尋ねる。
　　例：「他にも考えていたことはありませんか」
　　　　「○○について、何か考えていたことはありませんでしたか？」
・否定的認知の3徴「自己・他者・将来」に焦点を当てて自動思考を確認する。
　　例：「その時にあなた自身について考えていたことはありますか」（自己）

「相手／周りの人について考えていたことはありましたか」（他者）

「今後のことについて考えていたことはありますか」（将来）

「こんなふうになってしまうのでは、と心配していたことはありましたか」（将来）

- 疑問文を避ける。（疑問文を検証することは難しいため）

  例："私は上司にとって迷惑な存在なのではないか"

  → "私は上司にとって迷惑な存在だ"

- 自動思考はイメージや記憶のこともある。

  例：「何か浮かんでいたイメージはありますか？」

  「そのときに何か昔のこと、以前のことを思い出したりしたことはありますか？」

②ホットな思考の同定

複数の自動思考が同定された時は、その時の感情に最も強く結びついた思考（ホットな思考）を同定する。

例：「その感情と最も強く結びついている考えは何でしょうか？」

「その時の気持ちに一番大きく関係していた考えはどれだと思いますか？」

ホットな自動思考に気づくには、こういった質問だけでなく、患者の喋り方、声の様子、話す速度、表情、姿勢、身体の緊張なども参考になる。そういった事柄に変化が見られた時は、強い感情が動いているサインと考えられる。

③自動思考をうまく同定できない時

自動思考をうまく同定できない時には、次のような対応がある。

(1) 状況があいまいになっていないかを再確認する（5W1H）。

(2) 状況がone slice of time に区切って取り上げられているか確認する。

(3) 患者がなにを考えていたかを覚えていない、頭が真っ白になっていたなどと報告する場合は、自動思考をつかまえてくることをホームワークに設定する。

「次につらい気持ちになった時、どのような考えが頭に浮かんでいるかを眺めるようにしてください」

「考えをつかまえることは難しくても、どういう場面で頭が真っ白になったか、状況やきっかけを記録してきてください」

ステップ2：自動思考の検討と修正

第4コラム：自動思考の根拠を同定する

自動的思考を裏付ける客観的な証拠をみつける。自動思考の根拠となる事実を探す。このとき、患者の主観ではなく客観的事実に基づくよう注意する。

第5コラム：自動思考に対する反証を同定する

自動思考が妥当ではないことを示す客観的証拠（自動思考に合致しない事実）を探す。患者

表❷　思考の偏りの代表的な例

感情的決めつけ 恣意的推論	自分が「そう感じる」からそれが事実であると思い込み、証拠が少ないのに思いつきを信じ込むこと。 「そう考える根拠はどこにあるのか？」と考えるなど促し、具体的な証拠に目を向けてもらうようにする。 　例）仕事が忙しいため恋人から数日連絡がない場合にも、「もう嫌われてしまった」と思い込む。
選択的抽出 心のフィルター	自分が関心のある事柄にばかり目を向けて抽象的に結論づけること。他に見逃している事実がないかどうかを調べてみるようにすすめると良い。 　例）健康状態が気になる場合に、身体の不調ばかりに目を向けてしまう
過度の一般化	ごくわずかな事実を取り上げて、何事も同様に決めつけてしまうこと。どういった基準で判断をしているのかを書き出してみると良い。 　例）一度でも失敗すると「何をやってもだめだ」と結論づける
拡大解釈と過小評価	自分の関心があることは大きく捉え、反対に自分の考えや予測に合わない部分はことさらに小さく見ること。 　例）気持ちが沈んでいる時にうまく行かなかったことばかりが気になり、成功したことはすぐに忘れてしまう
自己関連付け	本来自分と関連していないことも、自分が悪いと何でも自分を責めるようなこと。 　例）チームの仕事がうまく行かなかった時に、本来自分と関わりのない同僚のミスまで自分のせいと思いこむ
全か無か思考 （白黒思考、二分割思考）	物事が曖昧な状態に耐えられず、いつも白黒をつけていないといられないこと。 物事を連続的に捉えるようにし、できていること、できていないことの両方に目を向けるように促すと良い。
自分で実現してしまう 予言	自分が否定的な予測を行うことにより行動が制限され、その結果予測が実現すること。さらに予測が革新に発展していく。 　例）誰も話しかけてくれないと引っ込み思案になり他者と距離をとることで、ますます声をかけてもらえなくなる
レッテル貼り	より合理的な証拠を考慮せず、自分や他者に対して固定的で包括的なレッテルをはり、否定的な結論を出すこと。

が、当初は見えていない事実に目を向けられられるよう、治療者はさまざまな工夫をこらす必要がある。

　思考の偏り（表❷）について、患者に心理教育を行う。治療者自身もこれらを念頭に置いて患者が具体的な事実に目を向けられるよう支援する。

第6コラム：適応的思考を導き出す

　根拠と反証をもとに、自動思考が現実であるかどうかを検証し、自動思考に代わる柔軟な考えを書き込む。例えば、根拠と反証を、「しかし」や「そして」でつないだ文章を作成すると良い。

図1の例：

「上司は、ぶっきらぼうな口調であった。"しかし"、上司は忙しい時、人に対して、ぶっきらぼうな口調になる」。ここでも表❷を考慮する。また、ストレス下では、有益な考えに対しても自分のなかで価値を下げてしまうことも多いため、思いついた考えは、一見ばかばかしいと感じるようなものであっても書いておくとよい。

下記のような視点を変える質問は適応的思考を導くことにつながる。

自動思考が妥当で現実に即している場合には、認知の修正を試みるのではなく、現実的な問題に対して問題解決を検討する。

表❸　視点を変える質問

1．第三者の立場に立ってみるよう促す
　　例）もし友人が同じような考え方をしていたら、なんと声をかけますか。

2．過去や未来の自分だったらどう考えていたか問いかける
　　例）元気な時の自分であれば、違う見方をしていたでしょうか。

3．以前の経験を踏まえる
　　例）以前にも似たような経験はなかったでしょうか。そのときはどのように対応しましたか。

第7コラム：気分の変化を確認する

第7コラムには、適応的思考を導き出して、気分がどう変化したかを書き込む。

例えば、第2コラムで確認をした悲しみ80％が、認知の修正を通じて、悲しみ40〜50％になったことを確認する。新しく生じた（前向きな）気分を書き込んでも良い。

気分が多少でも楽になっていれば、新しい考え方が役に立ったことが確認できる。気分があまり楽になっていない場合には、

「どのようなことがひっかかっていますか？」

などと尋ねることで、同定できていない自動思考や、適応的思考に関する課題（例：適応的思考を納得できていない）に気づいたり、思考記録表で採り上げなかった別の問題に目を向けたりするきっかけとすることができる。

③ 行動的技法を用いて自動思考の同定や修正を行う方法

質問を通じて自動思考を同定することが難しい場合には、行動的技法を交えるとよい。例えば、ホームワークとして、「次回セッションまでに、気分が大きく動揺した時にどんなことが頭に浮かんでいるか、メモをしてみてください」などと伝えてみる。

自動思考を同定したら、セッション内で治療者との対話を通して行う方法や思考記録表を通して修正を試みる。行動的技法を用いて自動思考の修正を行うのは、例えば次のようなやり方がある。

状況	上司に仕事のわからないところを聞いたところ、ぶっきらぼうな態度で教えられた		
気分	悲しみ80%　絶望感90%	**ステップ1**	
自動思考	・私は上司にとって手のかかる迷惑な存在だ ・上司は私の能力のなさを見て、見放した	自動思考に気づく （3つのコラム）	
根拠	・ぶっきらぼうな口調であった ・私はその仕事を理解できていない		
反証	・上司は忙しい時、人に対してぶっきらぼうな口調で話す ・上司はすでに私にいくつかの仕事を頼んでいる（任せている） ・上司はわからないことがあった時、いつでも声をかけろと言っていた	**ステップ2** 情報収集 （自動思考の検証）	
適応的思考	・上司はぶっきらぼうな口調であった。しかし、上司は忙しい時、人に対してぶっきらぼうな口調になる ・たしかに私は今回の仕事を理解できていない。しかし、その上司は私にいくつか仕事を任せている。これらを考えると、上司に一瞬迷惑と感じていたかもしれないが、上司は私を見放しているとは断言できない ・上司がどのように考えているか確認してみたい	**ステップ3** 適応的思考の案出 （楽になる、新しい気づき、問題解決につながる思考）	
気分の変化	・悲しみ40〜50%　絶望感40%		

図2　思考記録表（7つのコラム）

- 親しい人に、こういう場面でどう思うか聞いてみる
- 自動思考と適応的思考のどちらにあてはまる客観的事実が多いか、日常生活のなかで確認してくる案出された適応的思考が患者にとっては納得できない場合も、行動実験などの行動的介入が役立つ。

4. 認知再構成がうまくいかない時

　認知の修正を試みても、すぐに患者の気分に変化しないこともある。そのような場合、まずは以下のような点に目を向けることが役に立つ。

①状況があいまいになっていないか
②自動思考や気分が適切に同定されているか、気分と最も深く関わる自動思考（ホットな思考）を同定できているか。表層的な内容に終始していないか。
③根拠や反証が客観的な事実に基づいているか。
④案出した適応的思考に納得できているか。患者がより受け入れやすい適応的思考はないか。
⑤患者にとって、当初の自動思考を持ち続けたい理由はないか。それが認知修正を阻んで

いないか。

　自動思考がスキーマに深く関与するものである場合は、すぐには変えられないこともある。その場合は、無理に変化を求めず、患者の考えのパターンのひとつとして留めておくことが必要な時もある。

　　　　年　　月　　日　　氏名：＿＿＿＿＿＿＿＿＿＿　ID ＿＿＿＿＿＿＿＿＿

自動思考記録表（7つのコラム）

①状況	
②気分（％）	
③自動思考	
④根拠	
⑤反証	
⑥適応的思考（確信度％）	
⑦今の気分（％）・プラン	

①-7 スキーマ

> **POINT**
> - スキーマとは、考えや行動に影響を与えるテンプレートのようなもの。
> - スキーマに気付くことで、自動思考やその妥当性の適否に気付きやすくなる。

1. スキーマとは

　スキーマ（schema）とは、自分、他者、自分を取り巻く世界に対して持っている考え方のパターン（鋳型）であり、その人の考えや行動に影響を与えるテンプレートのようなものである。過去のライフイベント、人間関係、成功体験や失敗体験も含めたさまざまな経験、遺伝的要素などがスキーマ形成に影響する。

　スキーマにより、患者が体験した出来事はさまざまな修正を受ける。スキーマに合致した自動思考は生成されやすい。スキーマに合致しない考えは思いつきにくかったり、スキーマに合致する出来事は強く認識され、合致しない出来事は軽視されたりする（図❶）。

2. 中核信念と媒介信念

　スキーマは、その人の根底にある中核信念と、ある状況において生じる媒介信念に大別できる。

①中核信念　core belief

　その人の広範に影響する、変容が難しい自己、他者、世界に関する考え大きく次の3つに大別できる。

- 「私は出来が悪い」（helpless schema）
- 「私は好かれ難い」（unlovable schema）
- 「私は価値がない」（worthless schema）

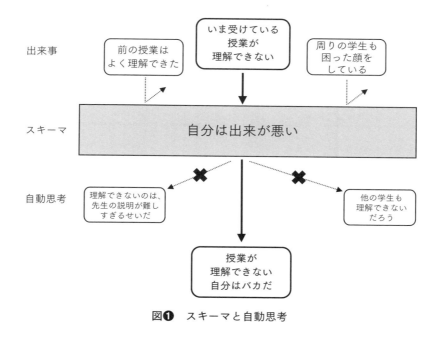

図❶ スキーマと自動思考

②媒介信念　intermediate belief
　比較的特定の状況における、条件つきのルール、構え、思い込みのこと。「もし〜だったら」の形で表現される（if〜then statements）。
　　例：「いつも喜ばせていなければ、相手に拒絶されてしまう」
　　　　「新しいことに手を出したら、自分は必ず失敗する」

3. スキーマはなぜ大切か

　スキーマは、患者の理解（概念化）において重要な要素である。さまざまな場面における患者の認知や行動を理解する手掛かりになる。また、スキーマは患者の世界観に深く根差していて簡単には変えることが難しいため、治療の初期にはスキーマに近い認知を修正しようとしないなど、治療を進めるうえでの手掛かりにもなる。

4. 治療におけるスキーマの活かし方

　治療者は治療の早期から、スキーマを仮説的に想定しておき、介入の力点を決める手掛かりとする。一方、複雑な症例を除けば、スキーマを明示的に扱わなくても問題が解決することが多い。スキーマを扱う場合は、自動思考の同定と検証などの標準的な認知・行動療法の介入が進んだ後で、治療の後期に終結や再発予防に役立てることが一般的である。スキーマは、患者

にとって小さい頃から存在していて、患者にとっては「当然な」「妥当な」ものと考えているため、その修正は自動思考よりも難しい。

5. スキーマの同定

スキーマの同定には以下のような技法がある。いずれも、治療の後半、患者が自動思考について十分に理解ができ、その同定と検証ができるようになってから用いる。

① 心理教育

スキーマに関する心理教育を行い、患者が自覚するスキーマを尋ねる。場合によっては、患者のスキーマに関する治療者の仮説を患者に示し、納得できるどうか尋ねてみる。
「○○さんのなかにある、心のなかのルールや法則のようなものがありますか？」

② 自動思考のパターンを発見する

自動思考に繰り返しみられるテーマはスキーマを同定する手掛かりとなる。治療セッションの中で、何度も繰り返されるテーマ（パターン）がないかを検討する。治療ノートや非機能的思考記録表（コラム）を患者と一緒に振り返りながら、パターンやテーマを探るのも有用である。

③ 生活史の振り返り

患者の経歴を話し合いながら、患者の価値観や人生のモットーについて話し合ったり、生活史や経験（趣味、仕事、宗教、文化、教育、読書など）を振り返ったりしてもらう。それらが患者の考え方や価値観に与えた影響について話し合う。

- 「人生で強い影響を受けた人は誰ですか？　その人から何を学びましたか？」
- 「ご両親の離婚は、ご自身に関する考えにどのように影響を与えましたか？」
- 「学校は（本は、スポーツは）、あなたの物事の考え方にどのように影響を与えましたか？」
- 「ご自身の人生に大きな影響を与えた体験で、まだ治療で話題にしていないものはありませんか？」「その体験によって、どのような姿勢や信念が生じましたか？」

④ 下向き矢印法

特定の状況に関する意味付けを次々と問いかけていく方法。患者を追い詰めないよう十分に配慮する。

下向き矢印法の例

　患者：会社で上司が私を残して、同僚と食事に行ったんです。

↓

治療者：それはどういうことでしょう？　もう少し教えていただけますか？

　患者：私だけ、上司に誘われなかったということです。

↓

治療者：それはつらいですね……。○○さんだけ上司に誘われなかったということは、あなたにとってどういうことを意味するのでしょうか？

　患者：私が上司に好かれていない、ってことです。

↓

治療者：仮に、あなたが上司に好かれていない、ということが事実だったとして、それはあなたにとってどういう意味を持っているのでしょうか？

　患者：つまり、私は誰にも愛されない人間だってことです。（スキーマ）

6. スキーマが同定されたら

　スキーマが同定されたら、それを患者と共有する。それことにより、さまざまな場面での自動思考を同定しやすくなり、また、自動思考の妥当性について客観的に見直しやすくなる（例えば、自動思考が、スキーマに影響されて出てきた、事実に基づかないものである可能性を検討しやすくなる）。

　スキーマを修正する技法もあるが、高度な内容であるため、本マニュアルでは扱わない。

①-8 対人関係を改善する
アサーション・コミュニケーション技法

> **POINT**
> ● 対人関係上の問題はストレス要因となり、上手なコミュニケーションは安定した対人関係の構築に役立つ。
> ● アサーティブなコミュニケーションとは、相手を尊重しながら自分の気持ちや考え等を伝えるコミュニケーションで、円滑な対人関係を構築する上で大切なスキルである。

1. 対人関係の改善がなぜ大切か

　喪失体験（例：死別や離別など）、役割の変化（例：子どもの自立に伴い母親としての役割が減る）、役割期待の不一致（例：夫婦が家事や育児をめぐって互いに「相手がこうしてくれるべきだ」と考えて対立的になる）などの対人関係上の問題は、抑うつをはじめとした心理的問題と関連する。抑うつ状態では、他者からの批判や拒絶に対して敏感になったり、他者との交流を避けがちになったりして、孤立感や孤独感が高まることで、抑うつがさらに悪化するという悪循環に陥りやすくなる。安全で安定した対人関係を再構築することが、うつの改善の一助となる。

2. いつ提供するか？

　対人関係上の問題が生じた場合、気持ちや考え等を上手に伝えることができない場合などの状況でコミュニケーション技法が適応となる。コミュニケーションのスキル訓練や、コミュニケーション場面における認知（自動思考）の同定や修正が、対人関係の改善に役立つ。

3. 具体的な内容

① 心理教育

　コミュニケーションに関する心理教育を行う。

心理教育のなかでも Kiesler の対人円環モデルは理解しやすく有用な概念のひとつである。この対人円環モデルでは、一方が支配的になると相手は服従的に、服従的になると相手は支配的になる（力の関係）、友好的に接すると相手も友好的に、敵対的に接すると相手も敵対的になる（距離の関係）という対人関係の法則を示している。

例えば、オドオドした態度を取り過ぎてしまうと相手の強い面を引き出しやすくなったり、イライラした態度で接すると、相手も同じような反応を示しやすくなる。言いたいことを簡潔にまとめて、落ち着いた態度で穏やかに話すようにする。

② 対人関係に関連した自動思考

「きっと相手は怒っているだろう」「こんなことを言うと相手に嫌われてしまう」などの考え（自動思考）が邪魔をして、相手に自分の考えや気持ちを上手に伝えることができないことがある。また、「話さなくてもわかってくれるべきだ」と考えて、丁寧な関係作りを怠っていることもある。「自分の意見を主張しないと相手にいいようにされてしまう」という自動思考があると、敵対的なコミュニケーションを取りやすくなる。このように、その人の対人関係のパターンの背景に、特徴的な考えが存在する場合には、認知再構成法などを用いてその考えを同定して、その妥当性を検討する。

③ アサーティブ・コミュニケーション

アサーティブ・コミュニケーションとは、相手を尊重しながら、自分の気持ちや意見も伝えるコミュニケーションである。①対人交流でのストレス場面を同定し、その場での会話を抽出する、②攻撃的な発言を考える、③受動的な発言を考える、④2つを融合したアサーティブな発言を考えるという手順を通じて伝え方を検討する。

①対人交流でのストレス場面を同定し、その場での会話を抽出する
　　例）突然、上司から「頼んだ仕事の進捗が遅い！」と怒鳴られた。来週の会議で使用する資料で、早めに仕上げるようには言われていなかった。
②攻撃的な発言を考える（自分のことだけを考えて、相手への配慮に欠けた言い方）
　　例）そんなに怒鳴らなくてもよいじゃないですか！　下準備は既に出来ているんですし、後はそれをまとめるだけなんですよ！　人前で怒鳴るなんて、ひどいじゃないですか。遅い、遅いと言うけれども、そもそもハッキリと締め切りを伝えてくださってないですよね。一方的に遅いと言われても困るんですよ！
③受動的な発言を考える（相手にばかり配慮して、自分のことを大切にしない言い方）
　　例）下を向いて黙ってしまう。弱々しい声で「申し訳ありませんでした……」と言う。
④アサーティブな伝え方を考えてみる（相手のことも自分のことも大切にした言い方）
　　例）ご心配をおかけしてすみません。現状をお伝えしますと、来週の会議に間に合うように作業を進めていて、下準備は既にできています。会議より前に仕上げるように

とはうかがっていなかったので、今、当惑しております。予定を早めて明日提出することもできますし、現段階の資料を見ていただいて修正点がないかご確認いただくこともできます。いかがでしょうか？

アサーティブなコミュニケーションの具体的な方法のひとつにDESC法がある（表❶）。DESC法とは、「Describe（描写する）」「Express（説明する）」「Specify（提案する）」「Choose（選択する）」の4つのステップで会話を進めることである。上記④の会話例では、

- 仕事の進捗で心配をかけたことについて触れた上で、現状を伝える（Describe）
- 急に怒鳴られて当惑している気持ちを伝える（Express）
- 明日提出するか、現段階のものを見てもらうか、複数の案を提示し選んでもらうようにしている（Specify、Choose）。また「**み**（見たこと）・**かん**（感じたこと）・**てい**（提案）・**いな**（否定されたときの代替案）」という覚え方もある。

表❶　アサーティブなコミュニケーション（DESC法）

Describe 「み」	客観的な事実・状況を伝える。（見たこと・聞いたこと）
Express 「かん」	自分の感じたことや考えたことを伝える。
Specify 「てい」	具体的に提案する。
Choose 「いな」	提案に対する相手の反応（可否）を確認する。提案が否定された場合には代替案を示す。

①-9　問題解決

> **POINT**
> - 問題解決法は、日常生活の問題に対処するための効果的な手段を特定し、実行するスキルである。
> - 患者が困難と感じて対処不可能となっている場合に有効なスキルで、幅広い問題に用いることができる。

1．問題解決とは何か

　問題解決とは、日常生活上の問題に対処するための効果的な手段を特定し、実行するスキルを指す。そこには、問題を分析し、対処するための解決策を列挙し、その解決策を評価し、計画を練り、実行する一連のプロセスが含まれる。問題解決のスキルは、以前は圧倒され手に負えないと感じていた問題を、患者がよりコントロールできるようになるために役立つ。うつ病、不安、怒りや攻撃性、ストレス管理、身体疾患を含めた病気への対処、依存症、人間関係や家族の問題など、幅広い問題に使用できる。

2．いつ提供するか？

　問題解決は、問題が変化可能な状況にあり、かつ状況に関連する患者の思考が客観的、現実的である場合に適応がある。症状の程度や問題となっている事柄によっては、スキルを身に着けるより、解決を優先させた方がいい場合もある。患者の症状やとりまく状況に合わせて調整する。

3．具体的な内容

　まず、問題解決のプロセスについて患者に理解してもらうことが重要である。治療終結後も患者が自分自身で問題解決の技法を使えるようにする。問題を分析し、解決策のリストを作成し、解決策を選択肢、具体的な計画を立てるプロセスを十分に説明する。
　効果的な問題解決を行うための7つの具体的なステップを以下に示す。また、問題解決に用いるワークシートと、使用例を章末に示した。

> **問題解決のステップ**
> ①問題の明確化（困っている問題、抱えている問題を書き出す）
> ②取り組む問題の設定（結果をどうしたいのかを考えて課題を設定する）
> ③解決策の案出（ブレインストーミング）
> ④解決策の検討（解決策の長所と短所を書き出す）
> ⑤解決策の決定（解決策の一つを選ぶ）
> ⑥行動計画の立案（できるだけ具体的なプランに。うまくいかないときの対処法も考え
> 　ておく）
> ⑦解決策の評価（実行してみて発見した点、改善した方が良い点はなかったか）

①問題の明確化

　患者が苦悩したり困難を感じたりする状況は、時に多岐にわたり、複雑に絡み合っている。まず問題をリストアップし、その中で患者が最も解決したいと思っている問題を特定する。

②取り組む問題の設定

　問題解決の重要性や緊急性に応じて優先順位をつける。優先順位が上位なもののなかから選択する。

③解決策の案出（ブレインストーミング）

　解決策を出す時には、まずは策の適否にこだわらず、できるだけ多くの案を出すことが有益である。解決策について自由にアイデアを出す（ブレインストーミング）ことが、結果的に、良い案にたどり着くことつながる。治療者は患者が自由で創造的になれるように手助けする。

> **ブレインストーミングのコツ**
> ・数の法則……できるだけたくさんの案を出す。
> ・判断遅延の法則……出てきた案に対して、良いか悪いかの判断はその場では行わない。
> ・戦略と戦術……大きな方向性（戦略）と、具体的な方法（戦術）を区別して考える。
> ・組み合わせの法則……出てきた複数の案を組み合わせる。

④解決策の検討（長所と短所を書き出す）

　③で列挙した解決策の案について、効果的と考えられる解決策について、長所と短所を書き出し、評価する。その解決策を実行する場合と実行しない場合の影響や、短期的・長期的な影響について評価する（解決案の中で、非現実的なもの、役立つ可能性の低いもの、実行が容易でないもの、などは、リストから除いておく）。

⑤解決策の決定（戦略を選択し、計画を練る）

　書き出した長所と短所に基づき、望ましく、実行可能性の高い解決策を選択する。計画を立てるときのコツを参照する。

> **計画を立てるときのコツ（SMART goal）**
> Specific……具体的であること
> Measurable……測定可能であること
> Achievable……達成できる（扱える）こと
> Relevant……意味がある
> Timed……期限が設定されている

⑥行動計画の立案と実施

　選択した解決策について具体的な行動計画を立てる。

　その際も計画を立てるときのコツを参照にする。実行性を高めるために、患者には「どの程度できそうか？」を尋ねる。実行する上での障壁を予測して取り除いておく。

　ロールプレイや、頭の中でのリハーサル（認知リハーサル）を用いて計画の予行演習を行うことは有用である。計画成功の妨げとなりそうなことを患者に尋ね、そうした問題に備えて対処計画を作成する。患者が具体的な計画を立て終わったら、患者に実行するように促す。計画実行の日時は患者に選んでもらう方が、患者のモチベーションを高めやすい。

> 例）治療者：○○という計画は、どのくらいできそうに思えますか？
> 　　患者：1割くらいですかね……
> 　　治療者：かなり低いですね。どういったことが難しいと感じているか教えていただけますか？　それによって、もう少しできそうなプランに変更することを考えていきましょう。

⑦解決策の評価（有効性を評価し、必要があれば計画を修正する）

　計画をどのように実行したかを振り返る。取り組みを称賛し患者をねぎらう。実行してこなかった場合も、患者を責める姿勢にならないよう注意しながら、計画を実行できなかった背景を話し合い、計画を再検討する。

　患者が計画に取り組んできた場合には、どの程度効果があったかを確認する。有効であった場合は役立った点を共有して、学びに活かしたり、今後、さらに実行すると良いことについて話したりする。効果的でなかった場合はその理由を検討する。計画を再検討して練り直すこともあれば（③〜⑥）、そもそもの問題点を見直す（①②）ことが必要な場合もある。

139

問題解決ワークシート

①問題の明確化 • 困っている問題、抱えている問題を書き出してみましょう			
②取り組む問題の設定 • 結果をどうしたいかを考えて、課題を設定しましょう			
③解決策の案出（ブレインストーミング） • 考えられる解決策を書き出してみましょう • ブレインストーミング3法則 　1）数の法則 　2）判断延期の法則 　3）戦略と戦術 ④解決策の検討 • 解決策の長所と短所を書き出しましょう	解決策	長所	短所
⑤解決策の決定 • 解決策を1つ選びましょう			
⑥行動計画の立案 • 解決策をできるだけ具体的なプランにしましょう（なにを、いつまでに、どのように、どのくらい、どうやって） • うまくいかなかった時の対処法も検討しておきましょう			
行動計画の実行			
⑦解決策の評価 • 解決策を実行してみて、発見した点、改善した方がよい点はありませんでしたか？			

問題解決ワークシートの使用例

①問題の明確化 • 困っている問題、抱えている問題を書き出してみましょう	海外の会社との合同プロジェクトのメンバーとなった 英語でのコミュニケーション、メンバーとの人間関係、自信のなさ、不安で他の業務にも手につかなくなっている		
②取り組む問題の設定 • 結果をどうしたいかを考えて、課題を設定しましょう	英語力が根本の問題にあるので、英語力アップに取り組む		
③解決策の案出（ブレインストーミング） • 考えられる解決策を書き出してみましょう • ブレインストーミング3法則 　1）数の法則 　2）判断延期の法則 　3）戦略と戦術 ④解決策の検討 • 解決策の長所と短所を書き出しましょう	**解決策**	**長所**	**短所**
	• 英会話教室に通う • YouTubeで字幕なしで映画を観る • ラジオの英会話講座を聞く • オンライン英会話	• 実力がつく • 楽しんで学べる • 時間があるときにできる • コストがかからない • 自分に合ったプランを選ぶことができる • 比較的低コスト	• 費用がかかる • 体系的に学べない • 話す練習ができない • 時間が決まっている • 早起きしなければならない • 話す練習ができない • ネイティブではない可能性
⑤解決策の決定 • 解決策を1つ選びましょう	オンライン英会話を試してみる		
⑥行動計画の立案 • 解決策をできるだけ具体的なプランにしましょう（なにを、いつまでに、どのように、どのくらい、どうやって） • うまくいかなかった時の対処法も検討しておきましょう	今週中に、さまざまなオンライン英会話のプランについて調べる 体験できるようであれば、申し込みしてみる		
行動計画の実行			
⑦解決策の評価 • 解決策を実行してみて、発見した点、改善した方がよい点はありませんでしたか？	• 海外とのインターネット接続で、途中音声が途切れたり、聞こえづらいところがあった • 英語の勉強としては概ね満足であるが、慣れてきたら、他のプランも検討してみたい		

141

①-10　段階的課題設定

> **POINT**
> - 段階的課題設定は困難な課題、複雑な課題をいくつかの段階に目標を細分化して設定し、実行可能とする方法である。
> - 患者が、課題を大きすぎて手に負えないと受け止めているときに特に有用である。

1. 段階的課題設定とは何か、なぜ大切か

　段階的課題設定とは、課題をいくつかの段階に細分化して取り組む方法である。困難で手に負えないと患者が感じるような重大な問題や複雑な課題を実行可能にする。

2. いつ提供するか?

　やらなくてはいけないことを予定通り行えていなかったり、先延ばしにしていたりする場合（仕事、家事など）、期限の近づいている困難な課題（請求書の支払いや提出物等）、患者が達成したいと考えている目標が複雑で長時間の努力を必要とする場合（資格の取得や、体調管理など）、などに有用である。患者が、課題を大きすぎる、あるいは複雑すぎると受け止めているために行動が起こせていない場合に特に役立つ可能性がある。

3. 具体的な内容

　段階的課題設定を導入する際は、課題について患者がどう感じているか（否定的な自動思考の有無）を明らかにしておく。課題解決を阻むような自動思考が見られる場合には、その妥当性を検討しておく。患者はしばしば、目標がはるか先にあるように感じたり、膨大なことをこなさなければならないと感じたりして、途方に暮れていたり、「完璧にやらなくてはいけない、失敗は許されない」などと考えたりして、手がつけられなくなっていることがある。そのような破局的思考や二分法的思考は段階的課題設定の妨げになる可能性がある。段階的課題設定による行動的介入は、そのような認知に対する認知的介入と並行して、あるいは、前後して実施

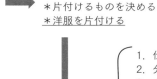

図❶　段階的課題設定の例

すると効果的である。段階的課題設定では、まず、課題の具体的な要素をリストアップし、それを複数のステップに細分化する。図❶の例では、家の片付けという課題に対して、片づけたいリストを作り、その中から片づけたいものを決め、洋服を片づけることにした。さらに洋服を片づけるために、図❶の1～7のようなさらに小さなステップに分けた。このように目標を細分化したなかでも、作業量が多い時は、さらにその中で小さなステップに分けていくと、より成功しやすいだろう。

このように、段階的課題設定は、行動を阻害する認知を同定し、細分化した目標を設定し、具体的な行動計画を立案し実行していく一連のプロセスである。この過程で、治療者は患者の努力を評価し、行動を起こしていることを積極的に褒めるなど、ポジティブなフィードバックを行う。課題を実行したことで気分や自己評価にどのような変化があったかを確認する。自分の取り組み（行動の変化）が気分の改善や自己評価の向上につながっていることを実感できると、行動はさらに強化される。

4. うまくいかない時

段階的課題設定がうまくいかない時は、実行すべきステップが患者にとって複雑すぎたり、ステップの実行に要するエネルギーが患者のレベル以上だったりする場合が多くある。また、課題が困難な場合、完全に成功したとは言い難い場合がある。その場合は患者が取り組んだこと、取り組もうとしたことを評価した上で、さらに課題を細分化し、患者の力量に合わせたものにする。患者が否定的な自動思考に支配されて、取り組む意欲を持てていなかったり、取り組みをプラスに評価できないような場合には、そのような背景となる患者の思考を検討したりする。

段階的課題設定では、課題に取り組むために患者の認知について見直し、取り組む課題については患者の能力で達成できる範囲内にあるように注意して、取り組みやすい小さなステップに分けて設定することが大切である。

第III部

臨床での
使い方と学習方法

第Ⅲ部
**臨床での
使い方と学習方法**

①臨床での使い方

①-1 認知行動療法と薬物療法の 併用・使い分け

> **POINT** ● 認知行動療法を薬物療法と併用するメリットとデメリットを理解し、必要な配慮が行えるようにしていく。

1. 認知行動療法と薬物療法を併用するメリット

認知行動療法を薬物療法に併用するメリットは、①治療効果の増強、②アドヒアランスの向上、③再発予防、の3つに大別される。

①治療効果の増強

系統的レビューにて、うつ病での併用療法は薬物療法単独よりも治療反応が高く（オッズ比1.86（95％信頼区間：1.38-2.52）、また、認知行動療法もしくは対人関係療法の精神療法単独と比べ、軽症では有意な差は認めないものの、重症かつ反復性のうつ病患者に対しては高い効果を認めたと報告されている。すなわち、併用療法は、薬物単独もしくは精神療法単独よりも治療効果が高く、それぞれの治療効果を増強する可能性がある。

また、併用療法が優れている理由として、日常のストレス対処や対人関係の変化など、日常生活の機能改善を精神療法が可能とする点や、次の項で述べるようにアドヒアランスが向上すること、セルフコントロール感覚が向上すること、さらに変化する脳活動の違いがあることなどが考えられる。

②アドヒアランスの向上

うつ病を例にとると、服薬アドヒアランスは、概ね6カ月で約40-60％まで低下すると報告されている。服薬や治療のアドヒアランスが不良となる因子には、1）患者側因子、2）心理的因子、3）薬剤関連因子、4）社会・環境因子、が挙げられる。認知行動療法などの精神療法は、これらの因子のいくつかを除去し、薬剤に対する受け入れや忍容性を向上させることができる。系統的レビューにおいて、併用療法群は薬物療法単独群よりも治療脱落率が低く、オッズ比は0.59（95％信頼区間：0.39-0.88）であったと報告されている。主には認知行動療法によるセルフコントロール感覚の向上、依存や副作用への不安の対処、セルフモニタリングによるスケジューリング能力の向上などが影響していると考えられる。

③再発予防効果

　うつ病の再発率は5年間で約40％前後であり、認知行動療法はその再発を予防する効果があると報告されている。例えば、イミプラミン単独治療、認知療法、それらの併用、の各群で2年間の経過を観察した結果、急性期で治療を終了しその後治療を行わない場合、認知療法および併用療法群は、イミプラミン治療群と比べて再発率は半分以下であったと報告している。すなわち、治療の終了後も再発を予防する効果があり、長期的な有用性があると考えられる。

2．認知行動療法と薬物療法を併用するデメリット

　併用のデメリットとして、①薬物療法による認知機能への影響、②薬剤を併用したことへの無力感や怒り、③精神療法への意欲低下、④費用、の4つが挙げられる。

　①では、特に鎮静系薬剤において思考力や集中力に影響を与え、精神療法の効果を減弱する可能性がある。②では、はじめから併用するのではなく後からもう一方の治療を導入した場合、患者は初期の治療が失敗したのではないかと不安になり、またこれまでの時間や労力が役立たなかったという、ある種の無力感や挫折、怒りを覚えることにつながりうる。患者の「傷つき」や「失敗の体験」とも表現される。③では、薬物療法によって速やかに症状が軽減すると、精神療法に対する治療意欲を失い、中断することが指摘されている。④は、医療経済の観点からは併用療法は薬剤単独に比べて費用対効果が高いものの、患者の費用負担は増える。

3．臨床で行える併用や使い分けのポイント

　実際の臨床ではすぐに双方を併用することは難しい。そのため、別項にあるようにITツールを用いる方法や、あるいは1つの治療方法が無効な群にもう一方を導入するということが現実的である。両者の使い分けという点では、重症度や症状、長期的な見通し、これまでの治療反応性、本人の希望、併存疾患、心理的要因の有無、などを考慮して治療を選択するべきである。特定の疾患に対してそのようなエビデンスがある場合にはそれを参照するが、単に病状だけでなく、患者の意向などを踏まえて総合的に判断する必要がある。

①-2 インターネット・コンピュータの利用

> **POINT**
> - インターネットの活用により、認知行動療法を患者に提供する幅が広がる可能性がある。
> - インターネットは認知行動療法の自己学習にも用いることができる。
> - インターネット・リテラシーを含め、インターネットならではの実施上の課題に配慮する。

1. 認知行動療法におけるインターネットの活用法

認知行動療法をインターネットで行う場合には、3つのパターンが考えられる。

1）インターネット・サイトを資材として活用する
2）治療者が自己学習のために活用する
3）オンラインで認知行動療法を実施する

① インターネット・サイトを活用する

インターネット・サイトを活用する場合には、セッション全体をインターネット・サイトを通じて実施する場合と、治療資材として一部を用いる場合に大別される。

認知行動療法は以前よりCD-ROMやDVDを用いて患者が自宅等で取り組める工夫がされてきた。近年は、認知行動療法に取り組めるインターネット・サイトが国内外にある。こうしたサイトを活用した治療プログラムも開発され、効果検証されている。

ただし、インターネットを利用した認知行動療法は、利便性が高く利用者にとってアクセスしやすい、対面の認知行動療法と比べて費用がかからないなど、多くの利点がある一方で、治療からの脱落が多く効果に乏しいことがわかっている。こうしたリスクを軽減するため、インターネットを用いて実施する場合には、インターネット・サイトを紹介するだけにとどまらず、定期的に取り組みの様子を確認するよう努める。患者がインターネット・サイトを利用して主に単独で認知行動療法に取り組み、治療者とのセッションはその確認や疑問点の解消に用いる方法もある。活動記録表やコラム法など、紙を用いて実施するかわりに、こうしたサイトのコンテンツを利用して行う方法もある。

認知行動療法の心理教育の一環で、ホームワークとしてインターネットで調べものをしても

らう、という方法もある。インターネットを用いて情報を得た場合には、情報源を確認するよう努める。インターネット上にはさまざまな情報があふれており、後述するリテラシーが重要である。

② 自己学習に用いる

上述のオンライン・プログラムは治療者の学習に活用することができる。認知行動療法の習得にあたっては、治療者自身が各スキルを実際に取り組むことが重要である。

現在は多くの研修会・学会はテレビ会議システムを用いたオンライン開催となっている。2013年から開催されている厚生労働省の認知行動療法研修事業は座学による講習とスーパービジョンを軸に構成されているが、現在はテレビ会議システムを用いて行われている。同研修会は認知行動療法研修開発センター（https://cbtt.jp/）において無料で動画視聴が可能である。

③ オンラインで認知行動療法を実施する

テレビ会議システムなどを活用して、遠隔で認知行動療法を実施する場合もある。精神療法やカウンセリングの基本的事項として、プライバシーに配慮され、守られた空間であることが求められるが、オンラインでも同様に配慮する。また、資材の共有や、対面では一緒に見て確認していたコラム表や活動記録表などをどのように共有し、確認するか、患者と相談しながら進める。

2. インターネットを利用する際の留意点

インターネットを利用する際には、治療者・患者ともにインターネット・リテラシーが求められる。リテラシーとはもともとは文字の読み書きの能力を意味する言葉であるが、"情報"や"インターネット"などの用語と組み合わされ、それらを適切に活用する能力であるとされる。インターネットは便利な反面、インターネットを通じて得た情報を取捨選択する能力や、個人情報漏えいなどの脅威から身を守る能力などが求められる。同時に、安定した通信環境も重要である。COVID-19以降、遠隔診療が発展している。インターネットを活用して認知行動療法を実施する場合には、『オンライン診療の適切な実施に関する指針』（厚生労働省，平成30年3月）等を確認し、適切な実施に努める。

第Ⅲ部

臨床での
使い方と学習方法

②学習方法

②-1 認知行動療法習得の方法、スーパービジョン、コンサルテーション

> **POINT**
> ● 認知行動療法は、患者に実施する前に、まず、治療者自身が体験することが重要である。
> ● スーパービジョンを受けることが推奨される。

1. 知識と実践

　認知行動療法などの技術の習得は2つの要素に大別できる。それがどのようなものであるかについて知っていること（知識の習得）と、実際にそれを具現できること（実践力の習得）である（第Ⅰ部①-1『認知行動療法に必要な臨床スキル』の「2. 認知行動療法の4つの習得レベル」も参照のこと）。知識は講義や読書で習得できるが、実践力には実践が必要である。ここでは実践力をつける方法を紹介する。

2. まずは自分自身に認知行動療法を使う

　認知行動療法のさまざまなスキルは、患者に実施する前に、治療者自身の生活の中で使ってみることが勧められる。ストレスや問題の解決に用いるのである。自分の問題を認知行動療法の考え方で捉え（概念化）、認知行動療法の技法を用いる経験は、認知行動療法の理論や技法をより深く知ることにつながり、さらにはそういった技法を患者が使う際の難しさやコツに気づくことにつながる。

3. スーパービジョンやコンサルテーションを受ける

　認知行動療法のスーパービジョンとコンサルテーションとは、自身が実施した認知行動療法について、他者からのアドバイスを得ることである。治療者に不足しているスキルを補い、患者にとって有害な対応となることを防ぐことにもつながる。

　スーパービジョンとは、ある一定期間の間、同じ専門職の上位ないし同等にあたるメンバーから提供される助言（場合によっては管理）である。その目的は、①患者の安全を守る（自殺、

表❶　スーパービジョンの構造

治療セッションの構造	スーパービジョンの構造
1. 気分チェック	1. チェックイン
2. アジェンダ設定	2. アジェンダ設定
3. 橋渡し	3. 橋渡し
4. アジェンダの優先づけ	4. アジェンダの優先づけ
5. 問題につき話し合い	5. 症例・問題などにつき話し合い
6. ホームワーク	6. ホームワーク 　　次セッションで予測されること
7. まとめ	7. まとめ
8. フィードバック	8. フィードバック

虐待、不適切な薬物療法、治療者の反治療的態度などから患者を守る)、②認知行動療法の質管理（ゲートキーパー（門番）的役割)、③下位のメンバーの育成、が含まれる。

　コンサルテーションは、相談を受けた症例や問題について助言やコメントをすることである。治療の質管理や評価を目的としていない。

① スーパービジョン、コンサルテーションの構造

　スーパービジョンは認知行動療法と同様の構造で進めることが勧められる（表❶)。スーパーバイジーが治療経験を振り返り、理論や概念に基づいて理解し、次の方法を考え、それを実践で試しながら経験から学ぶ、というプロセスを、スーパーバイザーは支援する。認知行動療法における協働的経験主義collaborative empiricismは、治療者と患者の間だけでなく、スーパーバイザーとスーパーバイジーの間でも大切である。

　コンサルテーションについては、さまざまな形態をとりうる。

② いつ行うのか

　スーパービジョンもコンサルテーションも定期的に行われるのが望ましく、治療セッションごとに受けることが理想である。すでに基本を身に着けている、さらに上級ステージを目指す治療者については、月に1回のコンサルテーション・ミーティング（症例検討会など）で十分である。

③ 実施方法

　国際的にも最も標準的な方法は、実セッションの録音や録画を用いる方法である。この方法の長所は、治療者自身も録音／録画をふりかえって自己評価することができるし、（筆記や口頭

報告と違って）セッションの治療者の主観だけでなく客観的にスーパーバイザーと共有できることである。短所は、患者や治療者に緊張を生じさせる可能性があることである。

　セッションを録音／録画する場合はあらかじめ患者に承諾を得る。患者と信頼関係が築けていれば、率直に説明すれば拒否されることは少ない。以下は説明の仕方の例である。

　　　「セッションをより良いものにするために、録音をさせていただけませんか？　私自身が聴きなおして、治療をより良くするために使います。また、私の指導者にも聴いてもらって、治療のアドバイスを受けることもあります。それ以外の目的で使用することはありません。セッションが終わった後は完全に消去します。録音をした後でやはり音声が録音されている状態を避けたいというお気持ちが強くなるようであれば、その時点で消去します。」

　録音／録画以外に、口頭での報告や、セッションをメモしたノートを用いる方法もある。その方が簡便で、患者や治療者の負担も小さいが、報告される内容は治療者の想起の影響を受ける。

　それぞれの方法の有用性は、スーパービジョンの目的や、スーパーバイジーの熟達レベル、スーパーバイジーの成長にとって必要な事項は何か、によって変わってくる。トレーニング方法を多面的に用いることが最も効果があるようである。

4.　スーパーバイザー／コンサルタントを選ぶ

　認知行動療法のスーパーバイザーやコンサルタントを選ぶ際のポイントを示す。

1.　認知行動療法の知識と臨床経験を有し、日々の臨床場面で用いている者であること
2.　お互いに十分な時間を確保できること
3.　治療者が担当している症例と類似の症例の認知行動療法の経験があること

　スーパービジョン／コンサルテーションの頻度を話し合って決めておく。対面だけでなくテレビ会議システムの利用も実施方法の一つである。

トピックス・附録

トピックス-1 マインドフルネス

> **POINT**
> - マインドフルネスとは、「意図的に、今この瞬間に、価値判断することなく注意を注ぐこと」。
> - マインドフルネス認知療法は、毎週1回2時間、合計8回の構造化された集団療法である。
> - マインドフルネス認知療法の効果機序として、思考や感情をありのままに捉える脱中心化が挙げられる。

1. マインドフルネス認知療法とは

　マインドフルネスとは、パーリ語で「気づき」を意味する「sati（サティ）」の英語訳であり、現代的には「意図的に、今この瞬間に、価値判断することなく注意を注ぐこと」と定義される。このことからマインドフルネスとは、ある特定の注意や意識の状態を表す概念であることがわかる。マインドフルネスの概念を最初に医療に導入したのはKabat-Zinnである。彼は1970年代にマインドフルネスストレス低減法というプログラムを作成し、慢性疼痛などの患者に実施していた。1990年代、Teasdale, Williams, Segalの3人が、うつ病の再発予防を目的として、マインドフルネスストレス低減法と認知行動療法を統合したマインドフルネス認知療法を開発した。これは、瞑想をプログラムの中核におきながら、行動活性化やシナリオを使った思考実験などで、思考や気分、行動、身体感覚との関係を理解し、抑うつ気分や不安といったネガティブな感情への関わり方を変えていくことで、症状の改善を図る精神療法である。これが反復性うつ病の再発予防に効果があることが実証されると、その後不安症など様々な精神疾患に対する効果が確認されるようになった。本稿では、マインドフルネスの概念をとりいれたプログラムであるマインドフルネス認知療法の概要について説明するとともに、通常の認知行動療法でマインドフルネスを取り入れる際の方法についても紹介する。なおマインドフルネス認知療法の詳細については成書を参照されたい。

2. マインドフルネス認知療法の適用

　再発性うつ病の再発予防、不安症、がん患者の抑うつ・不安症状などに効果が実証されている。また健康な人々のウェルビーイングの改善、ストレスの軽減などにも効果が実証されている。

3. マインドフルネス認知療法の構造

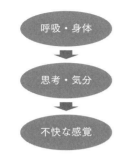

図❶ 瞑想のステップ
（観察の対象の変化）

マインドフルネス認知療法は、毎週1回2時間、合計8回のセッションで構成され、集団療法の形式で実施される。各セッションには、瞑想の実践やその体験を共有するパートと、認知モデルや行動活性化といった認知行動療法の技法のパートがあり、この2つの要素がうまく統合されている。

瞑想は、ステップを踏んで進められていく（図❶）。最初は、呼吸や身体の特定の場所（例：膝、腰）など、一点に注意を集め、その部分の感覚を捉える瞑想から始める。呼吸であれば、腹部に注意を集め、息を吸う時にお腹が膨らみ、吐いた時にお腹がへこむ。身体感覚であれば、例えばつま先に注意を集め、そこにある感覚（例：冷たい感覚、皮膚と靴下とか触れる感覚など）をただありのままに捉える。このようなプロセスを通して、意図したところに注意を留めるという注意を制御する力を高めることができる。このように呼吸や身体を観察する瞑想で、注意を制御し、そこにある現象（呼吸や身体感覚）をありのままに認識する力が身についてくると、治療の中盤以降では、観察の対象を、身体全体・音・思考・気分などへと広げていく。例えば「ああ、『お腹が空いたなあ』という考えが浮かんできた」「ああ、『こんな瞑想いつまでやるんだろう』と考えているな」といった具合である。こうして思考や気分も身体感覚と同じように、頭の中の現象としてこれを捉えることが可能なことを体感していく。そして、治療終盤では、落ち込みや不安といった不快な気分やそれに伴う思考を観察対象にしていく。「ああ、『なんて自分はダメな人間なんだ』という考えが頭に浮かんできている。ああ、少し弱まった。あ、また出てきている」「不安になって、胸の辺りが重くなっている。ただその重さは、微妙だけど瞬間瞬間変化しているなあ」といった具合である。このようにネガティブな思考、気分、身体感覚などが生じてもそれらを嫌悪せず、むしろこれらに優しい好奇心を向けて、ありのままに認識していく力（脱中心化。詳細は後述）が身についていく。

瞑想の実践を通して得られたこうしたスキルを、日常生活で活用できるように、さまざまな認知行動療法の技法も取り入れられている。具体的には、認知モデルを用いたエクササイズ、行動活性化の技法を用いた行動実験などである。こうした取り組みを通して、思考・行動・身体・気分の関係性の理解を深め、ネガティブな思考や気分が生じてもこれに巻き込まれず、冷静な対応を取ることができるようになっていく。

4. マインドフルネス認知療法の効果機序

マインドフルネス認知療法が、うつ症状や不安症状に効果を発揮する機序に、脱中心化が関与すると考えられている。脱中心化とは、"思考"は必ずしも事実というわけではなく、単に

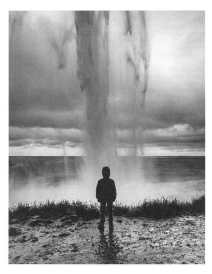

図❷　脱中心化のイメージ（Unsplashから引用）

"思考"でしかないことを認識し、幅広い視点からこれをみること"とされる。ネガティブな思考が頭の中を反芻しても、思考との間にスペースを確保しこれに優しい好奇心をむけながら客観的にありのままに眺められれば、思考の反芻に巻き込まれ気分が急激に悪化してしまうことを防ぐことができる。こうした脱中心化のスタンスは、図❷に示すように、滝とそれを眺める人との関係として説明することもできる。図❷に示される人物がもし滝の真下にいたら滝に打たれ、滝の様子を冷静に観察するどころではないだろう。しかし一歩滝の内側に入りそこから滝の様子を見ることができれば、どんなに滝の流れが激しくともこれを冷静に観察することが可能になる。脱中心化におけるネガティブな思考や気分とそれを観察する自分との関係は、滝とそれを眺める人との関係と同じなのである。

5. 認知行動療法におけるマインドフルネスの活用

　マインドフルネスの効果として実証されているものは、マインドフルネス認知療法などの構造化されたプログラムによるものがほとんどであるが、通常の認知行動療法のセッション内にマインドフルネスの要素を取り込むことも、臨床的には有用ではないかと考えられる。ここでは2つほどその例を紹介する。

1 行動活性化におけるマインドフルネスの活用

　行動活性化で、新たな活動を取り入れる際、そうした活動をマインドフルに行うといった方法がある。例えば、コーヒーを丁寧に淹れ、香りをしっかりとかぎ、一口一口マインドフルに味わいながらコーヒーを飲むといった具合である。散歩にでる時も、歩いている時の身体の感覚

を丁寧に感じながら歩くとか、景色に注意を集め、その様子を丁寧に観察しながら歩くといったことなども可能である。このように同じ行動でもそれを丁寧にマインドフルに行うことで、その体験は大きく変わったものになりうる。

② 短時間の瞑想の導入

　3〜5分程度の短い時間の瞑想を日々の生活のなかにルーティンとして取り入れてみることも可能である。短時間の瞑想であるため長期的な情動の安定効果などは限定的な可能性が高いが、日々短時間の瞑想を実践した上で、例えばコラムを実施する際に、数分瞑想を行ってから実施するなどの工夫をすることで、より冷静に現実に即した適応的思考の検討などが進むかもしれない。

トピックス-2 リカバリーを目指す認知療法（CT-R：Recovery-oriented cognitive therapy）による認知行動療法の発展

　ベック研究所の故A.T. BeckはP. Grantらと共に20年をかけ、リカバリーを目指す認知療法（CT-R：recovery-oriented cognitive therapy）を開発した。本コラムではその歴史的背景と概要、そしてCT-Rに関連したCBTの発展を紹介したい。

　米国では、1960年代に州立病院に入院していた人たちにより「自分達はより良い治療を受ける権利がある」というメッセージを主張する政治運動が生まれた。その後、障害を持つアメリカ人法（ADA）の制定、Olmstead v. L.C. といわれる最高裁判所の判例、メンタルヘルスに関する米国公共衛生局の報告書等より、リカバリーの概念は広がり、リカバリーをメンタルヘルスケアの中に取り入れることの必要性が強調された。脱施設化・地域移行が提唱される一方で、重篤なメンタルヘルス状態の人は長期入院・入所が続き、退院しても地域に定着できず路上生活を送る人が増えた。さらに、生活に困り、罪を犯して刑務所に入る人も増え、米国での精神医療の問題となり、リカバリーを推進する "how" の部分として心理社会的支援が求められた。A.T. Beckもこうした歴史的な動きのなかで、重篤なメンタルヘルス状態の方たちの社会復帰の手助けをしてほしいという行政からの要請を受けてCT-Rの開発を進めた。

　CT-Rの基本モデルにはリカバリーというコンセプトの他、認知モデル、モード理論が含まれている。認知モデルはこれまでの章でも解説されてきた認知行動療法の基盤マニュアルの根底にあるモデルである。この認知モデルにより、人がどのようにして人生を花開く（フラリッシュ：flourish）のか、あるいは行き詰まるのかを、自分自身、他者、そして将来に対してのビリーフ（信念、思い込み：belief）[注1] という観点から理解する。A.T. BeckはCT-Rを開発する際、この認知モデルを自身が提唱したモード理論に埋め込んだ。モード理論のモードというのはよく私達も「仕事モード」などと口にするように、立ち振る舞いや行いの様式を指す。モードには、ビリーフ、態度、情動、動機、行動が含まれている。CT-Rでは、「患者」モードと適応モードというモードを紹介している。「患者」モードとは、人が自分自身のことを、弱くて、適正がなく、能力もない人間だと考えている時のあり様である。A.T. Beckらは「自分は負け犬だ」、「どうせうまくいかない」という発言に対し、敗北者のビリーフと名付けた。また、他のネガティブなビリーフとして「ただ一人でいたい」という非社交的なビリーフを持つ人もいる。これらのビリーフは、「患者」モードの時に活性化されており、動機付けの低下と地域社会への

[注1] ビリーフとは日本語に直訳すると「信念」だが、日本で「信念」を使用する際は「信念を持って前向きに頑張る」などポジティブな意味に受け取られる傾向にある。そのため、本コラムではビリーフという形でそのまま記載した。

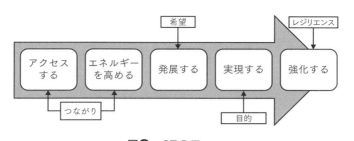

図❶　CT-Rアロー
（『リカバリーを目指す認知療法──重篤なメンタルヘルス状態からの再起』より）

参加の減少に関連していることが示されている。一方、「患者」モードと対比し、最高の瞬間を体験している時のあり様は適応モードと呼ばれる。最高の瞬間とは、他者との繋がりを持っていて、他者と互いに実りある活動に参加している、最高の自己を体験しているときである。適応モードの時、人はポジティブなビリーフも思い浮かべやすくなる。そして、そのポジティブなビリーフから喜び、つながり、成功を感じ、より活動に参加するという行動変容が生じる。A.T. Beckらは、当事者の体験や声を反映し、このモード理論を軸に、適応モードに目を向け活性化させるというアプローチを主体とするCT-Rを生み出した。

　CT-Rの概念を理解する上で他にも欠かせないのが、アスピレーション（aspirations）である。アスピレーションとは希望・願望と直訳されるが、CT-Rにおいては人生における希望・願望自体だけでなく、その目的、価値といった意味（ミーニング）も含む。CT-Rではその人にとって有意義で、駆り立てられるような大きな望みであるアスピレーションを同定することが非常に重要だとされている。アスピレーションの同定の際には、目標を明確にするだけでなく、その意味を明確にすることが必要不可欠である。アスピレーションの意味に含まれるのはほとんどの場合が、自分自身、他者、そして将来に対してのポジティブなビリーフに関連する。例えば「私は人々の役に立つ人間だ」、「私は良い人間だ」、「私は世の中をよりよくすることができる」といったものである。

　CT-Rでは治療の進展をCT-Rアローと呼ばれる流れで考えるが（図❶）、その核となるのはやはり適応モード及びアスピレーションである。人との関わりを通して適応モードへ繋げ（アクセスする）、強化し、真に望むアスピレーションを同定し、実現に向かう、という段階を意識したアプローチを行う。適応モードにアクセスする活動をした際は、その人の認知を聞き、意味づけをすることが重要視されている。CT-Rではこれを「結論を導く」と言い、活動によりどのように自分、相手、あるいは将来について考えたか、質問をする。これによりポジティブなビリーフを強化し、適応モードを発展させ、アスピレーションの同定に繋げる。この時、従来のCBTと同様、ソクラテス式質問法を活用していく。そして、アスピレーションの実現に向かう際、その妨げになっていることをチャレンジと呼び、各々のチャレンジに取り組む。チャレンジという言葉は挑戦と直訳されるが、英語圏では近年、課題、困りごとという意味でも良く使われるようになっている。そのなかには、困った問題というネガティブな意味だけではなく、挑戦して乗り越えていく課題というポジティブな意味も含んでいる。この際も、チャレンジの基底にあるビリーフの同定が重要である。チャレンジの根底にあるビリーフが活性化されるこ

とにより、多くの人は自分の望む人生を送れなくなっている。CT-Rを実施する際は、チャレンジの根底にあるビリーフも特定することで、認知的概念化が進み、最終的にはその人がチャレンジに取り組む手助けができるようになる。

　ただし、孤独を抱え、絶望を感じている方は多く、適応モードに繋がったと感じても、「自分は『患者』であり、何もできない」という「患者」モードに戻りやすい。CT-Rアローは一方通行ではなく、そのような時は「適応モードにアクセスする」に戻ることが可能である。大切なのはその人が今、どのモードにあるかをその都度判断することである。

　ここまでCT-Rの開発の経緯や概要を記述した。では、実際どのような方にこのCT-Rは適用できるのだろうか。元々は重篤なメンタルヘルス状態の方を対象として開発されたCT-Rではあるが、アスピレーションの同定及び実現は誰においても重要であり、CT-Rの概念はどのような疾患や状態によっても適用できる。昨今では、CT-Rの概念は構造化された定型のうつ病や不安症等のCBTにも取り込まれ、J. Beckの「認知行動療法実践ガイド：基礎から応用まで（第3版）――J. Beckの認知行動療法テキスト」にはリカバリー志向の認知行動療法として紹介されている。

　ただし、どのような層に実施するかでその構造は少し異なる。重篤なメンタルヘルス状態にある方の場合、病棟や精神科デイケア、訪問看護などが支援の主な場であることも多く、CT-Rを提供する場面は外来に限らない。拒否が強い方や長時間の面接が難しい人へは、短時間でも頻回に対話を試みることが推奨されており、まず対話のなかでもコントロール感を得てもらうことを目的とする。また、ゲームや音楽鑑賞など、適応モードにアクセスできるような活動を面接の時間内でも共に行うことが重視される。人とつながる体験を繰り返すことで、適応モードへのアクセスと発展を、頻回に、時間をかけて、諦めずに実施することが大切である。開発者のP. Grantによると「『セッション』らしくない方が良い」というように、共に活動をし、その意味を共有する「仲間」のような関係性が求められている。

　一方、うつ病や不安症等に対し外来で行うリカバリー志向のCBTの場合、従来のCBTと同様、従来の理論的基盤はそのまま維持して用い、1つのセッション内での構造は保つ。ただ、それに加え、CT-Rの理論を基に、適応的なビリーフや行動戦略も認知的概念化に組み込んで強調し、症状や精神病理を強調するより、強み、個人的特性、スキル、リソースにより注目していく。その人の有する「助けになる認知と行動」パターンに注意を向け、整理をするツールとして、強みに基づく認知的概念化ダイアグラム（SB-CCD）が書籍の中でも紹介されている。また、J. Beckは、従来の認知行動療法との比較で時間の方向性に対する視点の違いがあると述べている。具体的には従来の認知行動療法では、過去の1週間に起きた問題について話し合う傾向があったが、リカバリー志向の認知行動療法では、これからの1週間において、願い、価値、目標に向かって新たに踏み出すステップに着目し、チャレンジに取り組む時に認知行動療法の技法を用いる。実際に、ベック研究所のオンデマンド研修内で公開されている模擬ビデオ[注2]で

［注2］ベック研究所が提供しているオンデマンド型のトレーニング研修CBT in Practice: Essentials II より。日本語の字幕付きで視聴可能（https://learn.beckinstitute.org/s/product/cbt-in-practice-essentials-ii-japanese/01tRk000004Xl13IAC）。

は1週間にあったポジティブな面や、これからの1週間における願い・価値・目標に向かうステップを同定してから直面する問題（チャレンジ）に取り組んでいる。このリカバリー志向のCBTの発展は、改訂版認知行動療法尺度（CTRS-R：cognitive therapy rating scale – revised）にも反映されており、評定項目8のなかには「アジェンダに関連するアスピレーションや課題について、具体的な認知、イメージ、感覚、感情、行動、意味に焦点をあてたか？」とアスピレーションが明記されている。

　本コラムでは、CT-Rの開発の背景や概要、CT-Rの概念を取り入れたCBTの発展について記述した。A.T. Beckは「この世でアスピレーションを持たない人、自身の人生を良くしたいと思わない人は一人もいない」と言っていたそうだ。実際、筆者は外来に来る人々のアスピレーションに目を向けることで、これまで引き出せていなかったその人の強みやスキルを知ることが増えた。本邦における精神科デイケアでは既にパーソナル・リカバリーに基づいた支援が提供されているところも多々あるが、CT-Rはその実践を理論的に説明してくれる。CT-Rの効果検証の報告はまだ少ないが、CT-Rを学ぶと、精神療法の基礎となる普遍的な佇まいに再度立ち返り、またA.T. Beckら開発者の人間的なあり方に触れることができる。自分自身も含め、各々のアスピレーションを意識して、今日の臨床に望みたい。

トピックス-2　リカバリーを目指す認知療法（CT-R：Recovery-oriented cognitive therapy）による認知行動療法の発展

附録-1 認知療法尺度

> **POINT**
> ● 認知療法尺度は、認知行動療法のセッションの質を具体的に評価する尺度である。
> ● 認知行動療法の治療者が実践すべき11項目のポイントが示されている。
> ● 評価ポイントを理解することで、より良い認知行動療法の実施に役立つ。

1. 認知療法尺度とは

　認知療法尺度または、認知療法評価尺度（Cognitive Therapy Rating Scale：CTRSまたはCognitive Therapy Scale：CTS）は、認知療法・認知行動療法の面接内容を評価するために作られた専門家向けの評価であり、治療者のトレーニングに役立つ。

　11の項目を0〜6点で評価する（表❶）。各精神療法の共通要素である「基本的な治療スキル（Part 1）」と、認知行動療法に特異的なスキルである「概念化、方略および技術（Part 2）」の2つのパートから構成されている。

　項目2、3、4、5、7は、患者と治療者の基本的な治療関係（治療同盟）に直接関係する内容であり、項目1、6、11は、認知行動療法の基本である治療構造に関する内容である。こうした治療関係、治療構造を土台として、認知行動療法的視点での患者の見立てと治療計画（項目8、9）、それを具現化した具体的なスキル（項目9、10）がある。それぞれの項目の評価ポイントを理解することは、より良い認知行動療法の実施に役立つ。

　認知療法尺度には改訂版もある（認知療法尺度-改定版、CTS-R：Cognitive Therapy Scale-Revised）（附録-2のCTRS-R：Cognitive Therapy Rating Scale-Revisedのこと）。厚生労働省の社交不安症およびパニック症の認知行動療法マニュアルでは、そちらを使用している。詳細については当該マニュアルを参照されたい。

表❶ 認知療法尺度（Cognitive Therapy Rating Scale : CTRS）

Part 1. 基本的なスキル	Part 2. 概念化、方略および技術
1. アジェンダ	7. 導かれた発見
2. フィードバック	8. 中心となる認知または行動に焦点をあてる
3. 理解力	9. 変化に向けた方略の選択
4. 対人能力	10. 認知行動的技法の実際
5. 共同作業	11. ホームワーク
6. ペース調整および時間の有効活用	

2. 各評価項目について

Part1. 基本的な治療スキル

1. アジェンダ

　認知行動療法の各セッションでは、患者の概念化に基づいて、患者の問題に関連した具体的な話し合いのテーマ（アジェンダ）を設定し、それに沿ってセッションを進める。アジェンダは、セッションの最初に、患者と協働的かつ効率的（セッション開始から5分以内が目安とされている）に設定される。詳細は第Ⅰ部④-3「アジェンダ設定」を参照のこと。

　この項目では、①セッションの最初に、チェックイン、ホームワークの振り返り、前回のセッションからの橋渡し、アジェンダ設定といった一連の手順を効率的に行うことができたか、②患者の概念化に基づいたアジェンダを患者と協働的に設定ができたか、③設定したアジェンダに沿ってセッションを進めることができたか、を評価する。

2. フィードバック

　フィードバックには2つの目的がある。①患者が、治療者が伝えたことを的確に理解しているかの確認、②患者が治療者の言動をどのように思っているかの確認、の2点である。治療者は患者からのフィードバックに基づいて、必要に応じて自身の行動を修正する必要がある。理解の確認のための質問例を以下に示す。

> 「ここまで話し合ってきたことを、あなたなりの言葉でまとめていただけますか？」
> 「今日のセッションで役に立ったことはどのようなことだったでしょうか？」
> 「今日話し合ったことで、今後役に立ちそうなことはなんですか？」

　治療者の言動に対するフィードバックとしては、各セッションの最後に、セッションや治療者に対する感想などを確認する。例えば、次のような声かけができる。

「毎回セッションの最後に、セッションの感想をお尋ねします。そのセッションでどのような話し合いが行われたかを確認するだけではなく、私の対応で気になった点や、セッションでしっくりいかない点なども率直にお話しいただければと思います。納得がいかなかったり、しっくりいかないままセッションを進めても、治療効果が得られにくいことがありますので、遠慮なくおっしゃってください。おっしゃっていただくことで治療がより良いものになります」

この項目では、セッションの最後、および、セッション中に適宜、患者にフィードバックを求めることができ、患者からのフィードバックに対して治療者が適切に対応できたかを評価する。

3. 理解力

理解力の項目では、傾聴や共感のスキルを評価する。患者が明確に言葉にして伝えてきたことだけでなく、表情や態度など、より微妙なとらえにくい表現に反映された患者の"内的体験"をとらえ、考えや気持ちに共感することが重要である。詳細は第Ⅰ部②-1「精神療法の共通要素（基本的な治療コミュニケーション）」参照のこと。

4. 対人能力

思いやり、気遣い、信頼感、誠実さ、プロフェッショナリズムなど、温かく、治療者として適切な言動でセッションに臨めていたかを評価する。一人の人間としてきちんと患者に関心を持って向き合い、思いやりの気持ちを、言語的・非言語的（態度やアイコンタクトなど）に患者に伝える。同時に、単に友人同士的な接し方だけでなく、専門家（プロフェッショナル）として、適切なアセスメントに基づいて、伝えるべき点はきちんと伝えたり、セッションを効率的に進められるよう患者をリードすることも重要である。

5. 共同（協働）作業

認知行動療法では、患者と治療者がひとつのチームとなり、治療に取り組むことが重要である。そのために治療者は、信頼関係（ラポール）を形成し、患者と治療目標を共有して、協働的に問題解決に取り組むことが求められる。治療目標の共有は、患者と治療者の双方が重要と考える問題に焦点をあてることに役立つ。治療者はまた、治療構造を守りながら、いつ話し役になりいつ聞き役になるか、いつ直面化するかいつ静観するか、などのバランスをとることが求められる。

6. ペース調整および時間の有効活用

セッションの時間をできるだけ有効に使うことは、治療者に求められるスキルのひとつである。患者の問題に深く関係する話題に焦点を絞り、枝葉の話題に時間を使いすぎないよう留意する。そのためには、アジェンダの適切な設定とアジェンダに沿ったセッションの進行が大切である。また、個々の患者の理解度などに応じて、治療ペースを調整する。

Part2. 概念化、方略および技術

7. 導かれた発見

　治療者は、患者と協働しながら、患者が自分自身の経験を通じて答えにたどり着けるよう支援する。そのような"協働主義的経験主義"は認知行動療法の基本概念のひとつである。治療者は患者に一方的に講義したり、無理に説き伏せようとしたりするのではなく、導かれた発見（ソクラテス的質問法）を通して、患者が新しい観点を見出せるようサポートする。治療者は、適切な質問、情報提供、直面化、説明、自己開示などをバランスよく用いる。

8. 中心となる認知または行動に焦点をあてる

　治療者は、概念化にもとづいて、患者の問題の解決につながる、標的となる問題に関連した具体的な認知や行動に焦点をあてて話し合いを進める。中心となる（カギとなる）認知（自動思考、思い込み、スキーマ）や行動を明らかにし、取り組むべきポイントを特定する。

　以下のスキルは、中心となる認知や行動の特定に役立つことがある。

- 気分が動揺した特定の場面での自動思考を尋ねる
- 気分が動揺した場面をリアルに思い出してもらう（イメージ法）
- セッション内でロールプレイを行い、自動思考を尋ねる
- セッション中に気分が変化した瞬間の考えを尋ねる
- コラム法を活用する

　自動思考の背景にある「こころの規則」を話題にすることも、治療・再発予防の観点から重要である（第Ⅱ部①-7「スキーマ」を参照）。

9. 変化に向けた方略の選択

　患者の状態を改善するには、患者の問題の背景にある中心的な認知・行動（項目8）に対して、解決につながる方略（スキル）を適切に選ぶ必要がある。この項目ではそういった選択の適切性を評価する。方略の選択にあたっては、患者の特性や治療段階（初期セッション、後半セッション、など）を考慮する。具体的な方略については、第Ⅱ部を参照のこと。

10. 認知行動技法の実施

　選択した方略（項目9）におけるスキルを、治療者が適切に実施できたかどうかを評価する。治療者の頭の中でスキルがわかっていても、それが、患者に適切に伝わる形で進められなければ、効果的な治療とはいえない。

11. ホームワーク

　セッションの出だしでは、前回のホームワークを振り返り、ホームワークの振り返りに基づいてそのセッションのアジェンダを設定する必要がある。また、ホームワークが十分に行われ

なかった場合にはそれに対する適切な対応も求められる。

　セッションの後半では、そのセッション内での話し合いに基づいて、適切なホームワークを設定する。ホームワークは、患者の問題解決に関連しており、患者の理解度に合った実行可能性の高いものである必要がある。詳細は第Ⅰ部④-5「ホームワーク」の章を参照のこと。

認知療法尺度

Cognitive Therapy Rating Scale（CTRS）

治療者名：＿＿＿＿＿＿＿＿＿＿＿＿＿　　　患者名：＿＿＿＿＿＿＿＿＿＿＿＿＿

セッション日：＿＿＿＿＿＿＿＿＿＿＿＿　　セッション番号：＿＿＿＿＿＿＿＿＿＿＿

実施方法：パフォーマンスを0～6の尺度で評価し、項目番号横の線上に評点を記録する。定義説明は尺度の偶数ポイントについて提供されている。評定が2つの説明文の中間にあたると考えられる場合は、その中間の奇数（1、3、5）を選択する。

ある項目の説明文が評価対象のセッションには該当しないと考えられる場合は、説明文を無視し、以下の一般的尺度を使用して構わない：

0	1	2	3	4	5	6
劣悪	不十分	並み	妥当	よい	非常によい	素晴らしい

パートⅠ．基本的な治療スキル

＿＿＿＿＿ 1. アジェンダ

0　治療者はアジェンダを設定しなかった。

2　治療者はアジェンダを設定したが、そのアジェンダは不明確または不完全であった。

4　治療者は患者とともに、標的となる具体的な問題（例：職場での不安、結婚生活への不満）を含む、双方にとって満足のいくアジェンダを設定した。

6　治療者は患者とともに、標的となる問題に関し、使用可能な時間に合った適切なアジェンダを設定した。その後優先順位を決定し、アジェンダに沿って進行した。

＿＿＿＿＿ 2. フィードバック

0　治療者は、セッションに対する患者の理解度や反応を判断するためのフィードバックを求めなかった。

2　治療者は患者から若干のフィードバックを引き出したものの、セッションにおける治療者の議論の筋道を患者が理解していることを確認する、または患者がセッションに満足しているかを確かめるのに十分な質問を行わなかった。

4　治療者はセッション中終始、患者が治療者の議論の筋道を理解していることを確認し、患者のセッションに対する反応を判断するのに十分な質問を行った。治療者はフィードバックに基づき、必要に応じて自分の行動を修正した。

6　治療者はセッション中終始、言語的および非言語的フィードバックを引き出すことにきわめて長けていた（例：セッションに対する反応を聞き出した、定期的に患者の理解度をチェックした、セッションの終わりに主要点をまとめる手助けをした）。

＿＿＿＿＿ 3. 理解力

0　治療者は、患者がはっきりと口に出して言ったことを理解できないことが度々あり、そのため常に要点をはずしていた。患者に共感するスキルが不十分である。

2　治療者は、たいてい患者がはっきりと口に出して言ったことを繰り返したり言い換えたりすることができたが、より微妙な意思表示には対応できないことが度々あった。聴く能力や共感する能力が

附録-1　認知療法尺度　　171

限定的である。

4 治療者は、患者がはっきりと口に出して言ったことや、より微妙なとらえにくい表現に反映された患者の「内的現実」を概ねとらえていたと考えられる。聴く能力や共感する能力が十分にある。

6 治療者は患者の「内的現実」を完全に理解できていたと考えられ、またこの知識を適切な言語的および非言語的反応によって患者へ伝達することに長けていた（例：治療者の返答の調子は、患者の「メッセージ」に対する同情的理解を伝えるものであった）。聴く能力や共感する能力がきわめて優れている。

_____ 4. 対人能力

0 治療者は対人スキルに乏しく、反友好的、侮辱的など患者にとって有害な態度がみられた。

2 治療者は有害ではないが、対人能力に重大な問題があった。ときに、治療者は不必要に性急、冷淡、不誠実にみえることがあり、または信頼感やコンピテンシーを十分に示すことができていなかった。

4 治療者は十分なレベルの思いやり、気遣い、信頼感、誠実さおよびプロフェッショナリズムを示した。対人能力に特に問題はない。

6 治療者は、この特定の患者に対するこのセッションに最適なレベルの思いやり、気遣い、信頼感、誠実さおよびプロフェッショナリズムを示した。

_____ 5. 共同作業

0 治療者は患者と関係を築く努力を行わなかった。

2 治療者は患者との共同作業を試みたが、患者が重要と考えている問題の特定や信頼関係の構築が十分にできなかった。

4 治療者は、患者と共同作業を行い、患者・治療者の双方が重要と考える問題に焦点を当て、信頼関係を築くことができた。

6 素晴らしい共同作業ができたと考えられる：治療者は、治療者と患者が一つのチームとして機能できるよう、セッション中患者が積極的な役割を担うことをできるだけ促した（例：選択肢の提示）。

_____ 6. ペース調整および時間の有効使用

0 治療者は治療時間の構成・調整を全く試みなかった。セッションは目的のない漠然としたものに感じられた。

2 セッションにある程度の方向性はあったが、セッションの構成や時間配分に重大な問題があった（例：構成が不十分、時間配分に柔軟性がない、ペースが遅すぎる、または速すぎる）。

4 治療者はそれなりに時間を有効に使用することができた。治療者は話の流れや速さに対して適度な統制力を維持していた。

6 治療者は、核心からはずれた非生産的な話をうまく制限し、セッションの進行を患者に適した速さに調整することによって、時間を有効に使用した。

パートII. 概念化、方略および技術

_____ 7. 導かれた発見

0 治療者は主に議論や説得、または「講義」を行っていた。治療者は患者を尋問している、患者を防衛的にする、または自分の視点を患者に押し付けようとしているように見受けられた。

2 治療者は誘導による発見ではなく説得や議論に頼りすぎていた。しかし、治療者の姿勢は十分に支援的であり、患者は攻撃されたと感じたり防衛的になる必要を感じたりはしなかったと考えられる。

4 治療者は、全体的に議論ではなく導かれた発見（例：根拠の検証、別の解釈の検討、長所と短所の比較評価）を通して、患者が新しい観点を見出す手助けを行った。質問法を適切に活用した。

6 治療者はセッション中、導かれた発見の手法を用いて問題を追求し、患者が自分自身で結論を出す手助けをすることにきわめて長けていた。巧みな質問とそのほかの介入法とのバランスが非常によくとれていた。

_____ 8. 中心となる認知または行動に焦点をあてる

0 治療者は、具体的な思考、思い込み、イメージ、意味、または行動を聞き出す努力を行わなかった。

2 治療者は認知または行動を聞き出すために適切な技法を用いた。しかし、焦点を見つけることに支障があった。あるいは患者の主要問題とは関連のない見当違いの認知や行動に焦点を当てていた。

4 治療者は、標的となる問題に関連した具体的な認知または行動に焦点を当てた。しかし、より前進につながる可能性の高い中心的な認知や行動に焦点を当てることも可能だった。

6 治療者は、問題領域に最も関連が深く、前進につながる可能性がきわめて高い、重要な思考、思い込み、行動などへ巧みに焦点を当てていた。

_____ 9. 変化へ向けた方略の選択

（注：この項目については、方略がいかに効果的に実施されたか、または変化が実現できたか否かではなく、治療者の変化に向けた方略の質に焦点を当てて評価すること。）

0 治療者は認知行動的技法を選択しなかった。

2 治療者は認知行動的技法を選択したが、変化を成し遂げるための全体的な戦略は漠然としていた、または患者を手助けする方法としてあまり見込みがなさそうであった。

4 治療者には、全体的に変化に向けた首尾一貫した方略があると見受けられ、その方略にはある程度の見込みがあり、認知行動療法的技法が取り入れられていた。

6 治療者は、変化に向けて非常に見込みがあると考えられる首尾一貫した方略にしたがって治療を進行し、最も適した認知行動的技法を取り入れていた。

_____ 10. 認知行動的技法の実施

（注：この項目については、標的となる問題に対して技法がいかに適切か、または変化が実現できたか否かではなく、技法の実施する技術に焦点を当てて評価すること。）

0 治療者は認知行動的技法を一つも使用しなかった。

2 治療者は認知行動的技法を使用したが、その適用方法に重大な不備があった。

4 治療者は、認知行動的技法をある程度のスキルをもって使用した。

6 治療者は、巧みかつ機知に富んだやり方で認知行動的技法を使用した。

_____ 11. ホームワーク

0 治療者は認知療法に関連したホームワークを治療に組み入れようとしなかった。

2 治療者にはホームワークの組み入れに重大な問題があった（例：前回のホームワークの見直しを行わなかった、ホームワークについて詳細を十分に説明しなかった、不適切なホームワークを課した）。

4 治療者は前回のホームワークを見直し、基本的にセッションで取り扱った事項に関連した「標準的な」認知療法のホームワークを出した。またホームワークについて十分に詳細を説明した。

6 治療者は前回のホームワークを見直し、次の1週間用に認知療法を用いたホームワークを慎重に課した。その課題は、患者が新しい観点を受け入れ、仮説を検証し、セッション中に話し合った新し

い行動を試すことなどの手助けとなるよう、患者に合わせて設定したものと考えられる。

＿＿＿＿＿＿　合計点

『認知行動療法トレーニングブック』（大野裕訳、医学書院、2007）改訂

附録-2 認知療法尺度の発展と改訂（CTRSとCTRS-R）

① CTRSのなりたち

「認知行動療法（Cognitive Behavioral Therapy：CBT）は、ツールボックスではない」というA.T. Beck の言葉通り、CBTはツールの寄せ集めで成り立つものではない。CBTモデルに基づいた認知的概念化により、治療計画を立て、治療構造を遵守し、治療者と患者との強固な治療関係を基盤として、患者の目標達成や症状の改善を図る。

認知療法評価尺度（Cognitive Therapy Rating Scale：CTRS）はJ.E. Young と A.T. Beck が1980年に開発した。CTRS は11の評価項目で構成され、治療セッションが、CBTの構造やモデルにどの程度忠実であるかを評価することができ、CBTの実践、スーパービジョン、認定、研究試験などで最も使用されてきた評価尺度である。本邦においても厚生労働省認知行動療法研修事業のスーパービジョンのセッションの評価尺度として用いられ、その得点がスーパーバイザー認定の一つの基準とされてきた。

② CTRSの課題

CTRS は世界中で使用され、評価対象のセッションや、治療者のスキルを評価する際のスタンダードとなったが、使用される中でいくつかの課題が浮かんできた。CTRS は0～6点の7段階評価であるが、0と6点は極端な評価と考えられ、原則としてつけられることがなかった。得点の定義の説明は偶数得点にのみ提供され奇数得点にはないため、評価者によって判断が異なることが課題となった。A. Miller によると、45人のCBTの臨床家がCTRSによって一つのセッションを評価したところ、それぞれの臨床家がつけた得点は一致しておらず、CTRS がCBT を客観的かつ効果的に評価するには不十分であるという課題を明確にした。更に、CTRS が開発されて40年の歳月が流れる中で、CBTの治療技法の進化や重点を置く価値観の変化への対応が必要になった。

③ CTRS改定版の開発

2022年に認知療法評価尺度改訂版（CTRS-R：Cognitive Therapy Rating Scale-Revised）がベック研究所から発表された。CTRS-Rの評価項目はCTRS と同様に11項目であるが、0～3点の4段階評価になり、各得点の定義説明では具体的な行動が示され、採点判断の明確な基準が提供された。

用語にも変化があり、J. Beck が、"患者の意欲を削ぐことから「ホームワーク」という言葉

を使わずに「アクションプラン」を用いる"と表明している通り、CTRS-Rではアクションプランという用語を用いている。また、認知行動療法の標準的なテキストの一つである『認知行動療法実践ガイド：基礎から応用まで（第3版）』で解説されているように、アジェンダの項目では、前回のセッション以降の重要な出来事について問題ではなく、ポジティブな出来事も尋ねることを求めており、問題だけではなく、強みに基づくアプローチが取り入れられている。CTRS-Rの詳細は、大野裕著「日常臨床でいかす認知行動療法」（金剛出版，印刷中）やYouTubeチャンネル「こころコンディショナー【精神科医 大野裕】」、Beck Instituteのオンデマンド研修「CBT in Practice Essentials Ⅱ（Japanese）」を参照されたい。

④ CTRS-Rによる学習

CTRS-Rの各項目の評価が良好であるほど、患者の治療成績が向上することがわかっており、各項目の習得は良い治療者になるために大切である。J. BeckやA. Millerらが述べている、CTRS-Rをセッションに組み込むための工夫を一部紹介する；

- セッションの構造を小さな紙に書いて患者に渡すことでCBTの全体像や達成しようとしていることを共有する。
- 一度にすべての項目に取り組むのではなく強化して身につける項目をCTRS-Rから1つまたは2つほど決めて取り組む。
- セッションの時間管理のために、時計を治療者と患者の両方が見えるようにする。
- セッションを長引かせる治療者自身のビリーフや思考を自らに問いかけてみる。
- 自身のセッションを録音して、毎回CTRS-Rで評価する。

など。

CTRS-Rには、セッションチェックリストが新たに導入されており、CTRS-Rの各項目を中程度のスキルあるいは2点以上で実施するために最低限必要な手続きがまとめられている。スーパービジョンが受けられない時にも、チェックリストを使用して、CBTの実施方法を学ぶことができるのでCTRS-Rと同様に活用されたい。

⑤ まとめ

より具体的な評価基準が取り入れられたCTRS-RとそのセッションチェックリストはCBTの質向上に大きく寄与するツールである。治療者はこれを活用することで、自身のスキルを向上させ、患者に対してより効果的な治療を提供できるだろう。ただし、ツールを用い、高得点を得ることが目的ではなく、その成果を患者に還元することこそが治療者の使命である。CTRS-Rを活用して構造を守ったCBTを実施することはとても大切であるが、常に目の前の患者を見て尊重することも忘れてはならない。

附録-3 認知療法・認知行動療法マニュアル作成および見直し・改訂時のチェックリスト

① 認知療法・認知行動療法マニュアル作成および見直し・改訂時のチェックリストとは

「認知療法・認知行動療法マニュアル作成および見直し・改訂時のチェックリスト（以下、本チェックリスト）」は、認知療法・認知行動療法のマニュアルに組み込んでおくべき項目を視覚化したものである。

本チェックリストが開発された背景は以下の通りである。認知療法・認知行動療法はさまざまな病態に適応され、さまざまなマニュアルが開発されている。しかし、作成されたマニュアルの妥当性を検証したり、作成から時間が経過したマニュアルを改訂すべきかどうかを検討したりするため指針がないために、各マニュアルの質管理が困難であった。

そこで、将来にわたって、新規に開発される認知行動療法マニュアルの標準化を行うことができるよう、また、既存の認知行動療法マニュアルの質管理と改訂を行うことができるよう、本チェックリストの開発に着手するにいたった。認知療法・認知行動療法のマニュアルを新たに作成する際や、すでに作成されたマニュアルを見直しする際のガイドとして使用されることを想定している。

② 開発の手順

厚生労働省認知療法・認知行動療法研修事業のスーパーバイザーや同研修参加者を対象としたアンケート調査やフォーカス・インタビューを行い、現存のうつ病認知療法・認知行動療法マニュアルの課題を抽出した。これらの結果を踏まえて、認知行動療法エキスパートを対象としたフォーカス・インタビューを行い、認知療法・認知行動療法マニュアルが備えるべき要件を抽出して、チェックリストの草案を作成した。チェックリストの構成にはMINDSガイドライン（日本医療機能評価機構）が診療ガイドラインを評価する際に使用する評価ツールのAGREE IIやAGREE Reporting Checklistを参考にした。

作成されたチェックリスト草案に対して、厚生労働省認知療法・認知行動療法研修事業のスーパーバイザーを対象としたデルファイ法を実施し、構成、内容、表記についてコンセンサスを得て、チェックリストを完成させた。

認知療法・認知行動療法マニュアル作成および見直し・改訂時のチェックリスト

マニュアル名【　　　　　　　　　　　　　　　　　　　　　　　　　　　　　】

（　　　　　　版、マニュアル作成日：　　　　年　　月　　日）

チェックリスト作成の目的と使用法

　本チェックリストは、「認知行動療法 共通基盤マニュアル」の付録として収載され、認知療法・認知行動療法マニュアルに組み込んでおくべき項目を視覚化したものです。認知療法・認知行動療法のマニュアルを新たに作成する際や、すでに作成されたマニュアルを見直しする際のガイドとして、本チェックリストが使用されることを想定しています。

Part 1　マニュアルの作成に関する情報

セクション	項目番号	チェックリスト項目と解説	マニュアルの記載頁
セクション1．マニュアルの作成体制			
1．マニュアル作成メンバー	1a	□ マニュアル作成メンバーの氏名・所属機関・専門分野 • マニュアル作成メンバーに関する情報について	
	1b	□ マニュアル作成メンバーの本マニュアル作成における役割 • マニュアル作成メンバーに関する役割について	
2．利益相反情報	2	□ マニュアル作成メンバーの利益相反情報の開示 • マニュアル作成メンバーの利益相反情報について	
3．資金情報	3	□ マニュアル作成に使用された資金情報の開示 • マニュアル作成に使用された資金を記載。資金提供を受けずに作成された場合はその旨記載。	
セクション2．マニュアルの作成法			
1．マニュアルの作成	4a	□ （初版の場合）マニュアル作成の経緯について □ （改訂版の場合）今回の見直しや改訂を行う経緯について	
	4b	□ （初版の場合）作成手順とその過程について □ （改訂版の場合）見直し・改訂手順とその過程について ※参考にした既存マニュアルや資料があればその旨記載。	
2．マニュアルの見直し・改訂の基準と手順	5a	□ マニュアルの見直し・改訂を行う基準（目安）について	
	5b	□ マニュアルの見直し・改訂の手順について	
3．マニュアルの外部評価	6a	□ マニュアルの外部評価を受ける目的と外部評価に関する手順・過程	
	6b	□ マニュアルの外部評価者に関する情報（氏名やグループ名など）	
4．マニュアルの版管理	7	□ マニュアルの版情報について（バージョン、公開日）	

Part 2　対象集団と実証的エビデンス

セクション	項目番号	チェックリスト項目と解説	マニュアルの記載頁
セクション1．対象集団（疾患・状態）について——臨床的背景			
1．対象集団の臨床的背景	8a	□ 対象集団の疾患像・状態像の概説 • 本マニュアルが対象とする疾患・状態の特徴（疫学、病態や診断基準など）についての記載。	

セクション	項目番号	チェックリスト項目と解説	マニュアルの記載頁
1. 対象集団の臨床的背景	8b	☐ 標準治療のなかでの本マニュアルを用いた認知行動療法の位置づけ • 例えば、最初に行うべき治療法か、薬物療法など他の治療と併用して行う治療法か、など、標準治療の中での本認知行動療法の位置づけについて記載。	
	8c	☐ 本マニュアルを用いた認知行動療法の適応とならない集団 • 本マニュアルを用いた認知行動療法の禁忌や安全性に関する事項、あるいは、患者／クライエントの受け入れ状況など、本マニュアルを用いた認知行動療法の適応を見送るべき集団について記載。	
セクション2. 実証的エビデンス——研究的背景			
1. 対象集団に対する実証的エビデンス	9a	☐ 対象集団に対する認知行動療法の国内外の実証的研究のエビデンス • 対象集団に対する認知行動療法の実証的エビデンス（系統的レビューやRCTなど）の記載。	
	9b	☐ 本マニュアルを用いた実証的研究のエビデンスの有無 • 本マニュアルを用いた実証的研究の記載。	

Part 3　マニュアルの総論

セクション	項目番号	チェックリスト項目と解説	マニュアルの記載頁
セクション1. 本マニュアルの概要			
1. マニュアルが基盤とする認知行動療法の基本原則 認知行動療法の基本原則に則ることが記載されている。	10a	☐ 認知行動モデル • 本マニュアルが対象とする疾患・状態の認知行動モデルが示されており、そのモデルにもとづいて患者／クライエントを理解する症例の概念化（フォーミュレーション）を行うことが明記されている。	
	10b	☐ 「今、ここ」での具体的な問題への焦点づけ • 患者／クライエントを悩ませている「今、ここ」での具体的な問題や状況に焦点をあてており、問題解決指向的である。	
	10c	☐ 協働的経験主義 • 治療者と患者／クライエントの治療同盟を基盤に、協働的経験主義が重視される。	
	10d	☐ ホームワーク • 患者／クライエント自身が治療に積極的に関与することが期待され、心理教育や日常生活での訓練としてホームワークが重視される。	
	10e	☐ 構造化 • セッションおよび治療全体が構造化されている。	
2. 本マニュアルが想定している利用者（治療者）、セッティング、実施形式	11a	☐ 本マニュアルが想定している認知行動療法の実施形式 • 個人、集団、対面式や遠隔、遠隔とのブレンド形式、アプリ等のデバイスなど	

附録-3　認知療法・認知行動療法マニュアル作成および見直し・改訂時のチェックリスト　179

セクション	項目番号	チェックリスト項目と解説	マニュアルの記載頁
3. 誰が、どこで、どのように本マニュアルを用いた認知行動療法を行うことを想定しているのかについて	11b	□ 本マニュアル利用者（治療者）の要件 •専門資格、経験年数、トレーニング（研修受講、関連テキストの読了など）など	
	11c	□ 本マニュアルが想定している使用場面 •外来、入院、職域など	
セクション2. マニュアルの使用にあたっての一般的留意事項			
1. 認知行動療法の一般的留意事項 認知行動療法の実施にあたっての留意事項	12a	□ 認知行動療法のセッションを進める際の留意事項 •患者／クライエントの理解度に合わせた運用など。 •重症度、併存疾患がある場合の配慮事項。 •薬物療法など他の治療と併用して行う場合の留意点など。 •患者／クライエントから治療を当初の計画より早く終結したいと希望された場合の対応など。 •セッションを延長する場合の扱いなど。	
	12b	□ 連携に関する留意事項 •治療者と主治医の協働や連携、多職種との連携などに関する留意点	
	12c	□ 認知行動療法の実施形式に関する留意事項 •個人療法と集団療法、遠隔、遠隔と対面のブレンド形式、アプリ等のデバイス使用など、実施形式に関する留意点	
2. 優先的に対応すべき事項 認知行動療法実施にあたっての優先的に対応すべき事項について	13a	□ 自殺・自傷の関連事象への対応に関する留意点	
	13b	□ 治療継続に影響しうる問題への対応に関する留意点 •経済的問題、健康問題、被虐待、物質乱用など	
	13c	□ 治療進展を妨げるような行動や、治療や治療者に対する陰性感情への対応の留意点	

Part 4　マニュアルの各論

セクション	項目番号	チェックリスト項目と解説	マニュアルの記載頁
セクション1. 治療構造			
1. 治療構造 （全体・各セッション） 当該疾患・臨床状態に対する認知行動療法の全体や各セッションでの治療構造について	14a	□ 治療全体の構造例：頻度、標準的なセッション回数、各セッションで扱う内容の概要など	
	14b	□ 各セッションの構造 例：標準的時間、3層構造（チェックイン＆アジェンダ設定－本体－まとめ）など	
2. 認知行動モデルにもとづく症例の概念化	15	□ 認知行動モデルにもとづく症例の概念化 •当該疾患・臨床状態の認知行動モデルが明示されている •認知行動モデルに対応した介入 •概念化の共有 •横断面と縦断面から行い、患者／クライエントの目標や価値観、アスピレーションの把握 •ポジティブな側面を概念化に盛り込み、治療に大いに活かす姿勢の強調 •経過とともにアップデートを行い、更新していく	

セクション	項目番号	チェックリスト項目と解説	マニュアルの記載頁
セクション2. 各セクションで実施される認知行動療法の手順			
1. セッションの手順	16a	□ 認知行動療法を導入する際の手順と留意点 （主治医からの説明、問診票への記入等）	
	16b	□ 序盤、中盤、終盤、終結・再発予防の各治療ステージ内の セッション毎の目標、手順（進め方）と使用ツール／配布 資料など・取り組む技法の教示や留意事項を含む	
	16c	□ ホームワークに関する記載	
	16d	□ ブースターセッションに関する記載	
セクション3. 認知行動療法の評価			
1. 評価法	17a	□ 導入前の患者／クライエントのアセスメントについて	
	17b	□ 当該疾患・臨床状態の経過評価について • 重症度評価など（どのタイミングで、どの尺度を用いて 実施するかなど）	
	17c	□ 治療者の技能評価とスーパービジョンについて （例：認知療法尺度（CTRS））	
セクション4. 認知行動療法実践における困難			
1. 認知行動療法実践における困難	18	□ 認知行動療法の実践にあたってのトラブルシューティング	

Part 5　認知行動療法で使用するツール

セクション	項目番号	チェックリスト項目と解説	マニュアルの記載頁
セクション1. 患者用資材／ハンドアウト			
1. 患者用資材／ハンドアウト	19a	□ 患者／クライエント用資材／ハンドアウト	
	19b	□ ハンドアウトの教示や導入の際の留意点	
セクション2. セラピスト用資材			
1. 治療者用資材	20a	□ 本マニュアルの認知行動療法治療者用資材	
	20b	□ 治療者用資材を活用する際の留意点や学びを深めるための 参考図書・資料 • further readings などの参考資料やデジタルコンテンツ （WEB）に関する記載	

AMED研究課題「各精神障害に共通する認知行動療法のアセスメント、基盤スキル、多職種連携のマニュアル開発」班作成

参考文献

序文　認知行動療法の成り立ちと基盤スキル

Beck AT. The Current State of Cognitive Therapy, A 40-Year Retrospective. Arch Gen Psychiatry 62, 953-959, 2005

Beck AT, Haigh EAP. Advances in cognitive theory and therapy: the generic cognitive model. Annual Rev Clin Psychol 10:1-24, 2014

DeRubeis RJ, Webb CA, Tang TZ, et al : Cognitive therapy. In Handbook of Cognitive-Behavioral Therapies, ed. KS Dobson, pp.277-316, New York: Guilford, 2010

日本医療政策機構．認知行動療法及び認知行動療法の考え方に基づいた支援方法の普及に向けた提言（厚生労働省令和2年度障害者総合福祉推進事業「認知行動療法及び認知行動療法の考え方に基づいた支援方法に係る実態把握及び今後の普及と体制整備に資する検討」事業報告書）2021

Padesky C. Developing Cognitive Therapist Competency: Frontiers of Cognitive Therapy. Salkovskis P, Guilford Press（1996）

第 I 部

①-1　認知行動療法に必要な臨床スキル

Jeffrey, A. Cully, & Andra, L. Teten, A Therapist's Guide to Brief Cognitive Behavioral Therapy. Department of Veterans Affairs South Central MIRECC, Houston. 2008

Liese BS & Beck JS. Cognitive Therapy Supervision. In: Handbook of Psychotherapy Supervision, Watkins EC, pp.114-133, John Wiley & Sons, Inc. 1997

藤澤大介．認知行動療法の効率的な学び方．サイコセラピーの饗宴（井上和臣編）．誠信書房．2019

American Psychiatric Association/ 日本精神神経学会（日本語版用語監）：DSM-5 精神疾患の診断・統計マニュアル（高橋三郎、大野裕監訳），医学書院，2014

Kuyken W. Collaborative Case Conceptualization. 2002

①-2　認知行動療法の概略（基礎知識）

大野裕．認知療法・認知行動療法治療者用マニュアルガイド（第1版），星和書店，2010

ジュディス・S・ベック．認知行動療法実践ガイド：基礎から応用まで（第3版）（伊藤絵美、藤澤大介訳），星和書店，2023

Jesse H Wright, Gregory K. Brown, Michael E. Thase, et al. 認知行動療法トレーニングブック（第2版）（大野裕、奥山真司監訳），医学書院，2018

アーロン・T・ベック，A・ジョン・ラッシュ，ブライアン・F・ショウほか．うつ病の認知療法（新版）（坂野雄二監訳），岩崎学術出版社，2007

ウィレム・クイケン，クリスティーン・A・パデスキー，ロバート・ダッドリー．認知行動療法におけるレジリエンスと症例の概念化（第1版）（大野裕監訳），星和書店，2012

①-3　認知行動療法全体の構造

アーロン・T・ベック．認知療法──新しい精神療法の発展，（大野裕訳），岩崎学術出版社，1990

Beck, A.T., A.J. Rush, and B.F. Shaw et al. うつ病の認知療法，（坂野雄二監訳），岩崎学術出版社，1992

Jesse H. Wright, Monica R. Basco, Michael E. Thase. 認知行動療法トレーニングブック（大野裕訳），医学書院，2007

Jesse H. Wright, Donna M. Sudak, Douglas Turkington, et al. 認知行動療法トレーニングブック 短時間の外来診療編（大野裕訳），医学書院，2011

厚生労働省うつ病認知行動療法治療者用マニュアル

大野裕．認知療法・認知行動療法治療者用マニュアルガイド（第1版），星和書店，2010

大野裕，田中克俊．簡易型認知行動療法マニュアル，ストレスマネジメントネットワーク，2017

①-4　1セッションの構造

ジュディス・S・ベック．認知行動療法実践ガイド：基礎から応用まで（第3版）（伊藤絵美、藤澤大介訳），第2章 第7章 第8章，星和書店，2023

Jesse H Wright, Gregory K. Brown, Michael E. Thase, et al. 認知行動療法トレーニングブック（第2版）（大野裕、奥山真司監訳），第4章，医学書院，2018

Jeffrey Young, Aaron T. Beck. 日本語版・認知療法尺度——評価マニュアルCognitive Therapy Scale- Rating Manual,（藤澤大介　田村法子訳），藤澤大介　精神療法の研修と教育に関する研究．厚生労働科学研究費補助金こころの健康科学研究事業「精神療法の実施方法と有効性に関する研究（主任研究者：大野裕）」平成20年度総括・分担研究報告書pp.109-143. 厚生労働省．東京．2009

①-5　抑うつの基礎理解と治療概略

大野裕．認知療法・認知行動療法治療者用マニュアルガイド（第1版），星和書店，2010

Jesse H Wright, Gregory K. Brown, Michael E. Thase, et al. 認知行動療法トレーニングブック（第2版）（大野裕、奥山真司監訳），第1章，医学書院，2018

厚生労働省うつ病認知行動療法治療者用マニュアル

大野裕．認知療法・認知行動療法治療者用マニュアルガイド（第1版），星和書店，2010

①-6　不安の基礎理解と治療概略

Jesse H Wright, Gregory K. Brown, Michael E. Thase, et al. 認知行動療法トレーニングブック（第2版）（大野裕、奥山真司監訳），第1章，医学書院，2018

デイビット・H・バーロウ、トッド・J・ファーキオーニ、クリステン・K・エラードほか，不安とうつの統一プロトコル（伊藤正哉、堀越勝訳），診断と治療社，2012

マイケル・W・オットー、ナオミ・M・サイモン、ブンミ・O・オランジほか．ふだん使いのCBT（堀越勝，高岸百合子監訳），星和書店，2020

デニス・グリーンバーガー、クリスティーン・A・パデスキー、うつと不安の認知療法練習帳（大野裕監修・翻訳、岩坂彰翻訳），第11章，創元社，2017

ジュディス・S・ベック．認知行動療法実践ガイド：基礎から応用まで（第3版）（伊藤絵美，藤澤大介訳），第13章，星和書店，2023

Jesse H Wright, Gregory K. Brown, Michael E. Thase, et al. 認知行動療法トレーニングブック（第2版）（大野裕、奥山真司監訳），第7章，医学書院，2018

デビッド・A・クラーク，アーロン・T・ベック，不安障害の認知療法（大野裕監訳，坂本律訳），第2章，第6章，第7章，明石書店，2014

①-7　強迫の基礎理解と治療概略

飯倉康郎．強迫性障害の治療ガイド．二瓶社．1999

松永寿人，不安または恐怖関連症群・強迫症・ストレス関連症群・パーソナリティ症．シリーズ講座　精神疾患の臨床（三村將編），中山書店，2021

Foa EB, Yadin E, Lichner TK. Exposure and Response（Ritual）Prevention for Obsessive-Compulsive Disorder Second Edition. Oxford University Press, Inc. 2012

②-1　精神療法の共通要素——基本的な治療的コミュニケーション

堀越勝、野村俊明．精神療法の基本——支持から認知行動療法まで，第1章p.17-37，医学書院，2012

ジュディス・S・ベック．認知行動療法実践ガイド：基礎から応用まで（第3版）（伊藤絵美，藤澤大介訳），第3章，星和書店，2023

Jesse H Wright, Gregory K. Brown, Michael E. Thase, et al. 認知行動療法トレーニングブック（第2版）（大野裕、奥山真司監訳），第2章，医学書院，2018

Mulder R, Murray G, Rucklidge J. Common versus specific factors in psychotherapy: opening the black box. Lancet Psychiatry. 4: 953.62, 2017

堀越勝．ケアする人の対話スキルABCD，日本看護協会出版会，2015

②-2　導かれた発見（guided discovery）

Jesse H Wright, Gregory K. Brown, Michael E. Thase, et al. 認知行動療法トレーニングブック（第2版）（大野裕、奥山真司監訳），第2章，医学書院，2018

③-1　インテーク・セッション

ジュディス・S・ベック．認知行動療法実践ガイド：基礎から応用まで（第3版）（伊藤絵美，藤澤大介訳），第4章，星和書店，2023

Jesse H Wright, Gregory K. Brown, Michael E. Thase, et al. 認知行動療法トレーニングブック（第2版）（大野裕、奥山真司監訳），第3章，医学書院，2018

③-2　症例の概念化と治療計画

Jesse H Wright, Gregory K. Brown, Michael E. Thase, et al. 認知行動療法トレーニングブック（第2版）（大野裕、奥山真司監訳），医学書院，2018

④-1　初回セッションの進め方

大野裕．認知療法・認知行動療法治療者用マニュアルガイド（第1版），第1章pp.20-22，星和書店，2010

ジュディス・S・ベック．認知行動療法実践ガイド：基礎から応用まで（第3版）（伊藤絵美、藤澤大介訳），第5章，星和書店，2023

Jesse H Wright, Gregory K. Brown, Michael E. Thase, et al. 認知行動療法トレーニングブック（第2版）（大野裕、奥山真司監訳），第2章，医学書院，2018

④-2　目標設定

Jesse H Wright, Gregory K. Brown, Michael E. Thase, et al. 認知行動療法トレーニングブック（第2版）（大野裕、奥山真司監訳），医学書院，2018

Jesse H. Wright, Donna M. Sudak, Douglas Turkington, et al. 認知行動療法トレーニングブック　短時間の外来診療編（大野裕訳），医学書院，2011

ジュディス・S・ベック．認知行動療法実践ガイド：基礎から応用まで（第3版）（伊藤絵美、藤澤大介訳），星和書店，2023

Jeffrey, A. Cully, & Andra, L. Teten. A Therapist's Guide to Brief Cognitive Behavioral Therapy, Department of Veterans Affairs South Central MIRECC, Houston, 2008

④-3　アジェンダ設定

ジュディス・S・ベック．認知行動療法実践ガイド：基礎から応用まで（第3版）（伊藤絵美、藤澤大介訳），星和書店，2023

Jesse H Wright, Gregory K. Brown, Michael E. Thase, et al. 認知行動療法トレーニングブック（第2版）（大野裕、奥山真司監訳），医学書院，2018

Jeffrey, A. Cully, & Andra, L. Teten. A Therapist's Guide to Brief Cognitive Behavioral Therapy, Module7：Agenda Setting, Department of Veterans Affairs South Central MIRECC, Houston. 2008

堀越勝、野村俊明．精神療法の実践——治療がうまくいかない要因と対処法，医学書院，2020

④-4　認知行動療法を患者に紹介する（socialization）

Jeffrey, A. Cully, & Andra, L. Teten. A Therapist's Guide to Brief Cognitive Behavioral Therapy, Module5, Department of Veterans Affairs South Central MIRECC, Houston, 2008

Jesse H Wright, Gregory K. Brown, Michael E. Thase, et al. 認知行動療法トレーニングブック（第2版）（大野裕、奥山真司監訳），第4章，医学書院，2018

Jesse H. Wright, Donna M. Sudak, Douglas Turkington, et al. 認知行動療法トレーニングブック　短時間の外来診療編（大野裕訳），第3章，医学書院，2011

ジュディス・S・ベック．認知行動療法実践ガイド：基礎から応用まで（第3版）（伊藤絵美、藤澤大介訳），第4章，第5章，星和書店，2023

④-5　ホームワーク

Beck, A.T., Rush, A.J., Shaw, B.F., & Emery, G. Cognitive therapy of depression. New York, Guilford Press, 1979

ジュディス・S・ベック．認知行動療法実践ガイド：基礎から応用まで（第3版）（伊藤絵美、藤澤大介訳），星和書店，2023

Niemeyer, R.A. et al., & Feixas, G. The role of homework and skill acquisition in the outcome of group cognitive therapy for depression, Behavior Therapy, 21（3）, 281-292, 1990

Persons, J, et al. B., Burns, D.D., & Perloff, J.M. Predictors of dropout and outcome in cognitive therapy for depression in a private practice setting, Cognitive Therapy and Research, 12, 557-575, 1988

Jesse H Wright, Gregory K. Brown, Michael E. Thase, et al. 認知行動療法トレーニングブック（第2版）（大野裕、奥山真司監訳），医学書院，2018

④-6　終結と再発予防

Jeffrey, A. Cully, & Andra, L. Teten. A Therapist's Guide to Brief Cognitive Behavioral Therapy, Module 14, Department of Veterans Affairs South Central MIRECC, Houston, 2008

ジュディス・S・ベック．認知行動療法実践ガイド：基礎から応用まで（第3版）（伊藤絵美、藤澤大介訳），第18章，星和書店，2023

第Ⅱ部

①-1　介入の選択、治療の方向づけ、技法リスト

大野裕、田中克俊．簡易型認知行動療法マニュアル，ストレスマネジメントネットワーク，2017

①-2　行動活性化

大野裕、田中克俊．簡易型認知行動療法マニュアル，第1部第4章，ストレスマネジメントネットワーク，2017

Jesse H Wright, Gregory K. Brown, Michael E. Thase, et al. 認知行動療法トレーニングブック（第2版）（大野裕、奥山真司監訳），第6章，医学書院，2018

大野裕．マンガでわかる認知行動療法，第3章，池田書店，2019

①-3　行動実験

ジュディス・S・ベック．認知行動療法実践ガイド：基礎から応用まで（第3版）（伊藤絵美、藤澤大介訳），星和書店，2023

デヴィッド・ウエストブルック，ヘレン・ケナリー，ジョアン・カーク，認知行動療法臨床ガイド（下山晴彦監訳），金剛出版，2012

①-4　段階的曝露

Jesse H Wright, Gregory K. Brown, Michael E. Thase, et al. 認知行動療法トレーニングブック（第2版）（大野裕、奥山真司監訳），第7章，医学書院，2018

ギャビン・アンドリュース，マーク・クリーマー，ロッコ・クリーノほか，不安障害の認知行動療法〈1〉パニック障害と広場恐怖——不安障害から回復するための治療者向けガイドと患者さん向けマニュアル（古川壽亮監訳），星和書店，2003

ギャビン・アンドリュース，マーク・クリーマー，ロッコ・クリーノほか．不安障害の認知行動療法〈3〉強迫性障害とPTSD——不安障害から回復するための治療者向けガイドと患者さん向けマニュアル（古川壽亮監訳），星和書店，2005

坂野雄二．不安障害に対する認知行動療法，精神神經學雜誌，114（9），1077-1084，2012

①-5　リラクセーション

Jeffrey, A. Cully, & Andra, L. Teten. A Therapist's Guide to Brief Cognitive Behavioral Therapy, Module 13, Department of Veterans Affairs South Central MIRECC, Houston, 2008

Jesse H Wright, Gregory K. Brown, Michael E. Thase, et al. 認知行動療法トレーニングブック（第2版）（大野裕、奥山真司監訳），第7章，医学書院，2018

Jesse H. Wright, Donna M. Sudak, Douglas Turkington, et al. 認知行動療法トレーニングブック　短時間の外来診

療編（大野裕訳），第9章，医学書院，2011

文部科学省 CLARINETへようこそ　第2章　心のケア各論　https://www.mext.go.jp/a_menu/shotou/clarinet/002/003/010/004.htm

①-6　認知再構成

ジュディス・S・ベック．認知行動療法実践ガイド；基礎から応用まで（第3版）（伊藤絵美、藤澤大介訳），星和書店，2023

大野裕．認知療法・認知行動療法治療者用マニュアルガイド（第1版），星和書店，2010

Jesse H Wright, Gregory K. Brown, Michael E. Thase, et al. 認知行動療法トレーニングブック（第2版）（大野裕、奥山真司監訳），医学書院，2018

ジュディス・S・ベック．認知行動療法実践ガイド：基礎から応用まで（第3版）（伊藤絵美，藤澤大介訳），第3章，星和書店，2023

Mulder R, Murray G, Rucklidge J. Common versus specific factors in psychotherapy: opening the black box. Lancet Psychiatry 2017;4: 953.62

①-7　スキーマ

大野裕．認知療法・認知行動療法治療者用マニュアルガイド（第1版），第11章，星和書店，2010

ジュディス・S・ベック．認知行動療法実践ガイド：基礎から応用まで（第3版）（伊藤絵美、藤澤大介訳），第3章，第14章，星和書店，2023

Jesse H Wright, Gregory K. Brown, Michael E. Thase, et al. 認知行動療法トレーニングブック（第2版）（大野裕、奥山真司監訳），第8章，医学書院，2018

①-8　対人関係を改善する──アサーション・コミュニケーション技法

厚生労働省うつ病認知行動療法治療者用マニュアル．https://www.mhlw.go.jp/bunya/shougaihoken/kokoro/dl/01.pdf

大野裕．認知療法・認知行動療法治療者用マニュアルガイド（第1版），星和書店，2010

①-9　問題解決

Jeffrey, A. Cully, & Andra, L. Teten. A Therapist's Guide to Brief Cognitive Behavioral Therapy, Department of Veterans Affairs South Central MIRECC, Houston, 2008

Jesse H Wright, Gregory K. Brown, Michael E. Thase, et al. 認知行動療法トレーニングブック（第2版）（大野裕、奥山真司監訳），第6章，医学書院，2018

Jesse H. Wright, Donna M. Sudak, Douglas Turkington, et al. 認知行動療法トレーニングブック　短時間の外来診療編（大野裕訳），第14章，医学書院，2011

ジュディス・S・ベック．認知行動療法実践ガイド：基礎から応用まで（第3版）（伊藤絵美、藤澤大介訳），第15章，星和書店，2023

①-10　段階的課題設定

Jesse H Wright, Gregory K. Brown, Michael E. Thase, et al. 認知行動療法トレーニングブック（第2版）（大野裕、奥山真司監訳），第2章，医学書院，2018

第III部

①-1　認知行動療法と薬物療法の併用・使い分け

Pampallona S, Bollini P, Tibaldi G, Kupelnick B, Munizza C. Combined pharmacotherapy and psychological treatment for depression: a systematic review. Arch Gen Psychiatry, 61（7），714-719, 2004

Thase ME, Greenhouse JB, Frank E, Reynolds CF, 3rd, Pilkonis PA, Hurley K, et al. Treatment of major depression with psychotherapy or psychotherapy-pharmacotherapy combinations. Arch Gen Psychiatry, 54（11），1009-1015, 1997

Martin SD, Martin E, Rai SS, Richardson MA, Royall R. Brain blood flow changes in depressed patients treated with interpersonal psychotherapy or venlafaxine hydrochloride: preliminary findings. Arch Gen Psychiatry, 58（7），

641-648, 2001

Sawada N, Uchida H, Suzuki T, Watanabe K, Kikuchi T, Handa T, et al. Persistence and compliance to antidepressant treatment in patients with depression: a chart review. BMC Psychiatry, 9, 38, 2009

Julius RJ, Novitsky MA, Jr., Dubin WR. Medication adherence: a review of the literature and implications for clinical practice. J Psychiatr Pract, 15 (1), 34-44, 2009

Van Londen L, Molenaar RP, Goekoop JG, Zwinderman AH, Rooijmans HG. Three- to 5-year prospective follow-up of outcome in major depression. Psychol Med, 28 (3), 731-735, 1998

Rao U, Hammen C, Daley SE. Continuity of depression during the transition to adulthood: a 5-year longitudinal study of young women. J Am Acad Child Adolesc Psychiatry, 38 (7), 908-915, 1999

Evans MD, Hollon SD, DeRubeis RJ, Piasecki JM, Grove WM, Garvey MJ, et al. Differential relapse following cognitive therapy and pharmacotherapy for depression. Arch Gen Psychiatry, 49 (10), 802-808, 1992

Roose SP, Gabbard GO. Resistance to medication during psychoanalysis. J Psychother Pract Res, 6 (3), 239-248, 1997

Sado M, Knapp M, Yamauchi K, Fujisawa D, So M, Nakagawa A, et al. Cost-effectiveness of combination therapy versus antidepressant therapy for management of depression in Japan. Aust NZJ Psychiatry, 43 (6), 539-547, 2009

①-2　インターネット・コンピュータの利用

認知行動療法研修開発センター．https://cbtt.jp/

こころのスキルアップトレーニング．https://www.cbtjp.net/

厚生労働省．オンライン診療の適切な実施に関する指針．平成30年3月（令和4年1月一部改訂）．https://www.mhlw.go.jp/ content/000889114.pdf

②-1　認知行動療法習得の方法、スーパービジョン、コンサルテーション

Jeffrey, A. Cully, & Andra, L. Teten. A Therapist's Guide to Brief Cognitive Behavioral Therapy, pp10-12, Department of Veterans Affairs South Central MIRECC, Houston, 2008

Jeffrey, A. Cully, & Andra, L.Teten. A Therapist's Guide to Brief Cognitive Behavioral Therapy, 2008

ジュディス・S・ベック．認知行動療法実践ガイド：基礎から応用まで（第3版）（伊藤絵美、藤澤大介訳），星和書店，2023

藤澤大介．スーパービジョンの基本，精神療法，増刊第4号，10-15, 2017

トピックス

1　マインドフルネス

Kabat-Zinn J, Wherever you go, there you are: Mindfulness meditation in everyday life. Hyperion, 1994

Teasdale JD, et al., Prevention of relapse/recurrence in major depression by mindfulness-based cognitive therapy. J Consult Clin Psychol, 68 (4), 615-623, 2000

シーガル・Z・V，J・M・G・ウィリアムズ，J・D・ティーズデール．マインドフルネス認知療法（第2版）（越川房子訳），北大路書房，2023

2　リカバリーを目指す認知療法（CT-R：Recovery-oriented cognitive therapy）による認知行動療法の発展

Beck, A. T. Thinking and depression: I. Idiosyncratic content and cognitive distortions. Archives of General Psychiatry, 9 (4), 324-333, 1963

Beck, A. T. et al. The theory of modes: Applications to schizophrenia and other psychological conditions. Cognitive Therapy and Research, 45 (3), 391-400, 2021

アーロン・T・ベック，ポール・グラント，エレン・インヴェルソ，アーロン・P・ブリネン，デミトリ・ペリヴォリティス．リカバリーを目指す認知療法──重篤なメンタルヘルス状態からの再起（大野裕、松本和紀、耕野敏樹監訳），岩崎学術出版社，2023

ジュディス・S・ベック．認知行動療法実践ガイド：基礎から応用まで（第3版）──ジュディス・ベックの認知行動療法テキスト（伊藤絵美、藤澤大介翻訳），星和書店，2023

Thomas, E. C., Luther, L., Zullo, L., Beck, A. T., Grant, P. M. From neurocognition to community participation in serious mental illness: The intermediary role of dysfunctional attitudes and motivation. Psychological Medicine, Apr; 47（5), 822-836, 2017

附録

1　認知療法尺度

アーロン・T・ベック，A・ジョン・ラッシュ，ブライアン・F・ショウほか．うつ病の認知療法（新版）（坂野雄二監訳），第1章，岩崎学術出版社，2007

A. Beck・J. Beck．Beck & Beck の認知行動療法ライブセッション（古川壽亮監修），医学書院，第1章，医学書院，2008

堀越勝、野村俊明．精神療法の基本——支持から認知行動療法まで，第1章 pp.17-37，医学書院，2012

ジュディス・S・ベック．認知行動療法実践ガイド：基礎から応用まで（第1版）（伊藤絵美，神村栄一，藤澤大介訳），第1章，星和書店，2004

Jesse H Wright, Gregory K. Brown, Michael E. Thase, et al. 認知行動療法トレーニングブック（第2版）（大野裕、奥山真司監訳），第1章，医学書院，2018

2　認知療法尺度の発展と改訂（CTS と CTRS-R）

Beck Institute．What is the Cognitive Therapy Rating Scale- Revised and why did we create it ?, https://beckinstitute.org/blog/what-is-the-cognitive-therapy-rating-scale-revised-and-why-did-we-create-it/. 2025-01-07

Beck Institute. CBT in Practice Essentials II (Japanese). 2024. https://learn.beckinstitute.org/s/product/cbt-in-practice-essentials-ii-japanese/01tRk000004Xl13IAC. 2024-12-20
　　※CTRS-R の日本語版は、Beck Institute が提供するオンデマンド研修「CBT in Practice Essentials II (Japanese)」を受講することでダウンロード可能である。

Beck. J. The New "Homework" in Cognitive Behavior Therapy, 2021. https://beckinstitute.org/blog/the-new-homework-in-cognitive-behavior-therapy/. 2024-12-20

一般社団法人認知行動療法研修開発センター（n.d.）．CTRS の解説. https://cbtt.jp/videolist/ctrs/. 2025-01-17

ジュディス・S・ベック．認知行動療法実践ガイド：基礎から応用まで（第3版）（伊藤絵美，藤澤大介訳），星和書店，2023

厚生労働省認知行動療法研修事業．スーパービジョン．スーパーバイザー認定基準．https://mhlw-cbt-training.ncnp.go.jp/supervisor.html. 2024-12-20

Miller, A. Cognitive Therapy Rating Scale-Revised．https://beckinstitute.org/cbt-resources/resources-for-professionals-and-students/cognitive-therapy- rating-scale-revised-ctrs-r/. 2024-12-20
　　※CTRS-R は、Beck Institute の公式ウェブサイトから無料でダウンロードすることができ、このページには CTRS-R の概要や関連リソースも掲載されている。

日本認知療法・認知行動療法学会．CBT 研修会員割引のご案内．2024. https://jact.jp/2453/. 2024-12-20
　　※認知療法・認知行動療法学会（JACT）の会員は上記のページから申し込むことで会員割引を利用することができる。

あとがき

　「はじめに」で述べたように、本書は、日本医療研究開発機構（AMED）研究課題「各精神障害に共通する認知行動療法のアセスメント、基盤スキル、多職種連携のマニュアル開発」に端を発しています。

　同研究班では、中川敦夫先生（聖マリアンナ医科大学）、菊地俊暁先生（慶應義塾大学）に分担研究者として、丹野義彦先生（東京大学）、堀越勝先生（武蔵野大学）、大嶋伸雄先生（大阪河﨑リハビリテーション大学）、松本和紀先生（心のクリニックOASIS）、岡田佳詠先生（国際医療福祉大学）、佐渡充洋先生（慶應義塾大学）に研究協力者としてご支援をいただき、さらに、本書の執筆者に名を連ねるたくさんの先生方にご協力いただいて、マニュアルを完成させることができました。御礼申し上げます。

　大野裕先生（大野研究所）には、AMED研究班の立ち上げに始まって、マニュアル作成の過程や個々の原稿に至るまで、一貫してお世話になりました。マニュアルの書籍化をお薦めくださり、金剛出版とつなげてくださったのも大野先生のおかげです。篤く御礼申し上げます。田村法子さん（慶應義塾大学）は、研究班の頃から本書の出版まで、マニュアルの細部まで目を通して対応くださいました。とても感謝しています。最後に、本書の出版を実現し、さまざまな調整にご尽力くださった金剛出版の中村奈々さんに強く御礼申し上げます。

編者代表　藤澤大介

編著者一覧

＊かっこ内は専門分野

執筆責任者

藤澤大介　　　　慶應義塾大学医学部 医療安全管理部／精神・神経科学教室（精神医学）　＊研究代表者

執筆者（50音順）

阿部晃子　　　　横浜市立大学附属病院緩和医療科（精神医学、緩和医療学）
天野瑞紀　　　　慶應義塾大学医学部精神・神経科学教室（精神医学）
伊原 栄　　　　　慶應義塾大学医学部精神・神経科学教室（精神医学）
梅本育恵　　　　国立精神・神経医療研究センター認知行動療法センター（心理学）
大野 裕　　　　　大野研究所（精神医学）
梶原真智子　　　国立精神・神経医療研究センター 認知行動療法センター（心理学）
片山奈理子　　　慶應義塾大学医学部精神・神経科学教室（精神医学）
加藤典子　　　　国立精神・神経医療研究センター 認知行動療法センター（心理学）
神山咲樹　　　　東京歯科大学市川総合病院（精神医学）
菊地俊暁　　　　慶應義塾大学医学部精神・神経科学教室（精神医学）
倉田知佳　　　　慶應義塾大学医学部精神・神経科学教室（心理学）
煙山剛史　　　　慶應義塾大学医学部精神・神経科学教室（精神医学）
久我弘典　　　　国立精神・神経医療研究センター認知行動療法センター（精神医学）
小林由季　　　　慶應義塾大学医学部精神・神経科学教室（心理学）
近藤裕美子　　　慶應義塾大学医学部精神・神経科学教室（心理学）
坂本友香　　　　経南こころの医療センター（精神医学）
佐々木洋平　　　武蔵野大学人間科学部人間科学科（心理学）
佐渡充洋　　　　慶應義塾大学医学部精神・神経科学教室（精神医学）
澤田恭助　　　　東京都済生会中央病院（精神医学）
渋谷直史　　　　酒田駅前メンタルクリニック（精神医学）
神人 蘭　　　　　神人クリニック（精神医学）
竹島 望　　　　　つながりクリニック（精神医学）
田島美幸　　　　慶應義塾大学医学部精神・神経科学教室（心理学）
田村法子　　　　慶應義塾大学医学部精神・神経科学教室／医学教育統轄センター（心理学）
樽谷精一郎　　　大阪精神医学研究所 新阿武山病院（精神医学）
徳山明広　　　　一般財団法人信貴山病院ハートランドしぎさん（精神医学）
中尾重嗣　　　　浜田山メンタルクリニック（精神医学）
中川敦夫　　　　聖マリアンナ医科大学神経精神科学教室（精神医学）
中野有美　　　　南山大学 人文学部心理人間学科／保健センター（精神医学、心理学）
中島美鈴　　　　九州大学人間環境学研究院・肥前精神医療センター（心理学）
野上和香　　　　慶應義塾大学医学部精神・神経科学教室（精神医学）
林 正年　　　　　はやしメンタルクリニック（精神医学）
藤澤大介　　　　慶應義塾大学医学部 医療安全管理部／精神・神経科学教室（精神医学）
松岡 潤　　　　　おぐメンタルクリニック（精神医学、心理学）
三田村康衣　　　国立精神・神経医療研究センター認知行動療法センター（精神医学）
満田 大　　　　　聖マリアンナ医科大学神経精神科学教室（心理学）

作成協力者（編集・査読等）（50音順）

大野 裕　　　　　大野研究所（精神医学）
岡田佳詠　　　　国際医療福祉大学成田看護学部看護学科（看護学）
大嶋伸雄　　　　大阪河﨑リハビリテーション大学・大学院リハビリテーション研究科（作業療法学）
菊地俊暁　　　　慶應義塾大学医学部精神・神経科学教室（精神医学）
近藤裕美子　　　慶應義塾大学医学部精神・神経科学教室（心理学）
田村法子　　　　慶應義塾大学医学部精神・神経科学教室／医学教育統轄センター（心理学）
丹野義彦　　　　東京大学名誉教授（心理学）
中川敦夫　　　　聖マリアンナ医科大学神経精神科学教室（精神医学）
丹羽大輔　　　　特定非営利法人 地域精神保健福祉機構・コンボ（NPO法人理事）
藤澤大介　　　　慶應義塾大学医学部 医療安全管理部／精神・神経科学教室（精神医学）
堀越 勝　　　　　武蔵野大学人間科学部（心理学）

＊所属は2025年2月現在

利益相反

　AMED障害者対策総合研究開発事業（精神障害分野）「各精神障害に共通する認知行動療法のアセスメント、基盤スキル、多職種連携のマニュアル開発に関する研究」研究班は、「認知行動療法共通基盤マニュアル」編著者一覧掲載者と製薬企業との間の経済的関係につき、以下の基準で過去3年間の利益相反状況の申告を得た。

　編著者一覧掲載者はすべて「認知行動療法共通基盤マニュアル」の内容に関して、関連疾患の医療・医学の専門家として、科学的および医学的公正さと妥当性を担保して編集作業を行った。利益相反の扱いに関しては、日本医学会「診療ガイドライン策定参加資格基準ガイダンス」（平成29年3月）に従った。

　申告された企業は以下の通りである（対象期間は2020年1月1日～2022年12月31日）。

①企業や営利を目的とした団体の役員、顧問職の有無と報酬額が年間100万円を超えている

②株の保有と、その株式から得られる利益が年間100万円を超えている

③企業や営利を目的とした団体から特許権使用料として支払われた報酬が年間100万円を超えている

④1つの企業や営利を目的とした団体より、会議の出席や講演に対し支払われた報酬が年間50万円を超えている

⑤1つの企業や営利を目的とした団体がパンフレットなどの執筆に対して支払った原稿料が年間50万円を超えている

⑥1つの企業や営利を目的とした団体が提供する研究費が年間100万円を超えている

⑦1つの企業や営利を目的とした団体が提供する奨学（奨励）寄附金が年間100万円を超えている

⑧企業などが提供する寄附講座に所属し、実際に割り当てられた寄付額が年間100万円を超えている

⑨その他の報酬（研究とは直接に関係しない旅行など）が年間5万円を超えている

菊地俊暁：ルンドベック・ジャパン株式会社（④）、武田薬品工業株式会社（④）、ヴィアトリス製薬株式会社（④）、住友ファーマ株式会社（④）、IQVIAサービスジャパン株式会社（④）

徳山明広：Meiji Seikaファルマ株式会社（④）

藤澤大介：エーザイ株式会社（④、⑦）

その他の執筆者・作成協力者は、すべて該当なし

認知行動療法 共通基盤マニュアル

2025 年 3 月 10 日　印刷
2025 年 3 月 20 日　発行

編者―――「各精神障害に共通する認知行動療法のアセスメント、基盤スキル、
　　　　　多職種連携のマニュアル開発」研究班
発行者―――立石正信
発行所―――株式会社 金剛出版
　　　　　〒112-0005 東京都文京区水道1-5-16　電話 03-3815-6661　振替 00120-6-34848
装丁◉戸塚泰雄(nu)　　印刷・製本◉シナノ印刷
ISBN978-4-7724-2086-0 C3011　　©2025 Printed in Japan

JCOPY 〈(社)出版者著作権管理機構 委託出版物〉
本書の無断複製は著作権法上での例外を除き禁じられています。複製される場合は、そのつど事前に、
(社)出版者著作権管理機構（電話 03-5244-5088、FAX 03-5244-5089、e-mail: info@jcopy.or.jp）の許諾を得てください。

好評既刊

Ψ金剛出版 〒112-0005 東京都文京区水道1-5-16　Tel. 03-3815-6661　Fax. 03-3818-6848
e-mail eigyo@kongoshuppan.co.jp　URL https://www.kongoshuppan.co.jp/

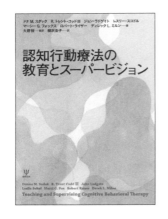

認知行動療法の教育とスーパービジョン

[著] ドナ M. スダック　R. トレント・コッド Ⅲ　ジョン・ラドゲイト　レスリー・スコドル
マーシー G. フォックス　ロバート・ライザー　ディレック L. ミルン
[監訳] 大野 裕　[訳] 柳沢圭子

認知行動療法は「誤解」されている部分がある。マニュアルに沿って進めていけばよい，悩みを抱えている人のクセを変えるように指導すればよい，「思考記録表」への書き込み方を教えればよい，など枚挙にいとまがない。本書では，海外の認知行動療法の研修の実際と，臨床家のコンピテンシーの向上とその評価に向けた工夫について具体的に解説している。　定価5,280円

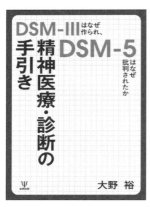

精神医療・診断の手引き
DSM-Ⅲはなぜ作られ，DSM-5はなぜ批判されたか

[著] 大野 裕

精神科診断は，DSMというマニュアルに頼るのではなく「症状をじっくりと観察する」ことが第一である。当たり前のことだが，それが忘れ去られようとしている。「病名を付ければよい，そして，それに基づいて薬を処方すればよい」という風潮が強まったのは，DSM-Ⅲが導入されてからだ，と批判的に言う人がいるが，著者はそうではない，と考える。そこには現代精神医学が抱える問題がある。DSM-Ⅲが「必要」になった背景とその後の展開，そして，DSM-5の作成をめぐっての「批判」を紹介しながら，著者の精神医療論を語る。　定価2,640円

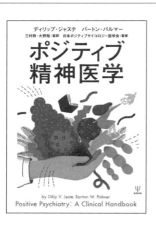

ポジティブ精神医学

[著] ディリップ・V・ジェステ　バートン・W・パルマー
[監訳] 大野 裕　三村 將　[監修] 日本ポジティブサイコロジー医学会

ポジティブ精神医学の支柱は，ポジティブな感情（Positive Emotion），エンゲージメント（Engagement），良い関係（Good Relationships），意味（Meaning），（達成（Accomplishment）を追求する，というPERMAモデルである。上記の介入を行いながら，ウェルビーイングを目指すものであるが，ウェルビーイングは主観に基づくものであり，全貌がよくわからない。本書では，客観的に測定可能な結果（死亡率が減り寿命が延びるなど）を裏付け，精神医学の実践，教育，および研究の中心的構成要素になることを目指す。　定価8,800円

価格は10%税込です。

好評既刊

Ψ金剛出版　〒112-0005　東京都文京区水道1-5-16　Tel. 03-3815-6661　Fax. 03-3818-6848
e-mail eigyo@kongoshuppan.co.jp　URL https://www.kongoshuppan.co.jp/

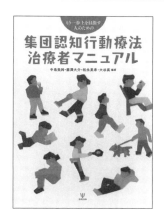

もう一歩上を目指す人のための
集団認知行動療法
治療者マニュアル

［編著］中島美鈴　藤澤大介　松永美希　大谷 真

当初うつ病患者を対象にした集団認知行動療法の普及を目指し定期的に治療者の基本的なスキル提供のために研修会が開かれていた。その際に他の疾患を持った患者にも対応できるようにとの声が数多く寄せられ，治療に際して必要最低限の技能習得と治療者の質向上のための評価尺度を作ろうという目的で編まれたのが本書である。治療者の職種を限定せずどのような立場の方でも活用することができる。　　　　　　　　　　　　　　　　定価3,520円

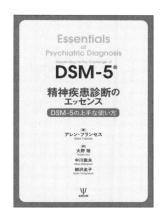

精神疾患診断のエッセンス
DSM-5の上手な使い方

［著］アレン・フランセス　［訳］大野裕　中川敦夫　柳沢圭子

DSM-5に定義された診断基準は非常に役立つものであるが，バイブルのように使うのではなく，患者の役に立つように柔軟に活用する必要がある。本書は，各精神疾患のスクリーニングのための質問例と診断典型例の簡潔な記述から始まる。各疾患の本質を捉えやすくするために診断典型例を挙げ，より記憶に留められるような工夫がなされている。典型症例の記述に続いて，筆者が長年にわたり行ってきた診療，DSMの作成にかかわってきた経験を踏まえ，包括的な鑑別診断を示し，除外すべき状態や「各診断のコツ」も明示している。　　　　　　　　　　　　　　　　　　　　　　　　　　定価3,520円

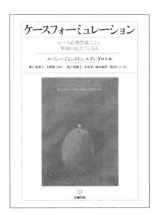

ケースフォーミュレーション
6つの心理学派による事例の見立てと介入

［編］ルーシー・ジョンストン　ルディ・ダロス
［監訳］坂戸美和子　大野 裕　［訳］坂戸美和子　中島 孝　前田初代　浅田仁子

ケースフォーミュレーション（事例定式化）とは，クライエント個人の経験や人間関係，社会環境から当人が形成した意味を踏まえて協働して作られる「ベストな推論」であり，問題解決に向けて大いに役立つものとなる。本書では，成人と子どもの2つの共通ケースについて，6つのアプローチによる定式化の実際が示される。代表的な心理学派の概要や介入法を学びながら，クライエントの立場に沿ったケースの多層的な理解が得られる対人支援職のためのスタンダードテキスト。　　　　　　　　　　　　　　　　定価4,950円

価格は10%税込です。

好評既刊

Ψ 金剛出版　〒112-0005 東京都文京区水道1-5-16　Tel. 03-3815-6661　Fax. 03-3818-6848
e-mail eigyo@kongoshuppan.co.jp　URL https://www.kongoshuppan.co.jp/

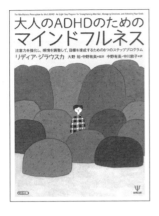

大人のADHDのための
マインドフルネス
注意力を強化し，感情を調整して，目標を達成するための8つのステッププログラム

[著]リディア・ジラウスカ　[監訳]大野 裕　中野有美

マインドフルネスを実践した人の脳を対象とした研究から，感情のコントロール，柔軟な対応，洞察力，共感力，賢さなどを司る脳の実行回路が活性化し，強化されることが一般的にわかっています。運動が筋肉を鍛えるように，本書のエクササイズで心の筋肉を鍛えましょう。マインドフルネスの主要な実践方法を解説したオーディオCD付！　　　　　　　　　　定価3,520円

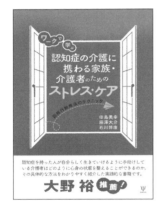

ワークで学ぶ
認知症の介護に携わる
家族・介護者のためのストレス・ケア
認知行動療法のテクニック

[著]田島美幸　藤澤大介　石川博康

ご家族・介護者の方がこころの余裕をもって接することができれば，認知症当事者の方も幸せになるはずだ。苦しんでいることをお一人で抱え込まないように，本書では，認知症の正しい知識を習得し問題行動への対処法を検討しながら，介護者の方のこころの余裕やご自身の楽しみを取り戻せるようになることを目指していく。　　　　　　　　　　　　　　　　定価2,860円

頑張りすぎない生き方
失敗を味方にするプログラム

[著]エリザベス・ロンバード
[監訳]大野 裕　[訳]柳沢圭子

「完璧主義」は必ずしも悪いことばかりではないのだが，そのためにあなたを苦しめていることがたくさんある。本書では認知行動療法に基づいたBTP（Better Than Perfect：完璧よりもすばらしい）プログラムを使い，自分の思考パターンをより良い方向に変えていく。各章には，自分で書き込む質問票があるので，読みながら自分の意見や感想を書き込み，自分自身を見つめ直しながら，思考を整理していこう。読後には，完璧よりもすばらしい人生が待っている。　　　　　　　　　　　　　　　　　　　　定価3,080円

価格は10%税込です。